Inhaltsverzeichnis

K An- und Auskleiden des Patienten

unter Anwendung der Handlings und der Lagerung nach dem Bobath-Konzept

L Im Text häufig verwendete Begriffe, Grundstellungen und Handlings

M Das Bobath-Konzept 62

von H. P. Meier-Baumgartner, Albertinen-Haus Hamburg

Anhang

Vorwort

Die rasante Entwicklung der Medizin und Medizintechnik und das tradierte Berufsverständnis vieler Pflegenden, in einem Assistenzberuf zu sein, haben u. a. dazu geführt, daß ursprüngliche Bereiche der Pflege nicht genügend weiterentwickelt wurden und damit auch nicht professionalisiert werden konnten.

Das hat zur Folge, daß z. B. in den Bereichen der Mobilisation, der Ernährung und Nahrungsaufnahme sowie der Körperpflege des Patienten andere therapeutische Berufe über mehr Wissen und Können verfügen als die Pflegenden. Sie sind im eigenen Berufsfeld nicht mehr uneingeschränkt die Experten.

Diese Defizite treten in der Zusammenarbeit mit anderen therapeutischen Berufen wie z. B. der Krankengymnastik, Ergotherapie, Logopädie, einschließlich facio-orale Therapie deutlich zu Tage.

In der Medizinisch-Geriatrischen Klinik des Albertinen-Hauses machten wir die gleiche Erfahrung: Krankenschwestern/pfleger und Altenpfleger/innen brauchten lange Einarbeitungszeiten einschließlich Fortbildung und fühlten sich zudem häufig wie Handlanger im multiprofessionellen Team.

Eine wesentliche Verbesserung dieser Situation konnte durch eine einjährige Weiterbildung mit staatlicher Prüfung zur/zum Fachkrankenschwester/Fachkrankenpfleger, Fachaltenpflegerin/Fachaltenpfleger in klinischer Geriatrie und Rehabilitation erreicht werden.

Diese Zusatzqualifikation ermöglicht den Pflegenden Wissen und Können für die o. a. Bereiche wie Mobilisation des Patienten oder seine Körperpflege etc. zu nutzen, so daß das pflegerische Handeln therapeutisch rehabilitativ ausgerichtet ist.

Voraussetzung für diese Pflegequalität ist neben der Weiterbildung eine intensive Zusammenarbeit mit den anderen Berufsgruppen im therapeutischen Team.

Machen wir uns klar, wieviele Stunden des Tages und der Nacht die Pflegenden im Vergleich zu den verschiedenen Therapeuten »die Behandlung« der Patienten übernehmen, wird deutlich, daß die Qualifizierung der Pflegekräfte unentbehrlich ist.

Das vorliegende Buch ist *kein Lehrbuch im eigentlichen Sinn,* sondern stellt eine Dokumentation der Handlings und Lagerungen nach dem Bobath-Konzept dar, wie diese unter anderem in der Weiterbildung für Pflegeberufe im Albertinen-Haus gelehrt und in der Pflegepraxis angewandt werden. Es ist als *Begleitbuch zum Unterricht* und dessen Wiederholung gedacht.

Wir haben bewußt darauf verzichtet, pflegerische Maßnahmen bei neuropsychologischen Störungen – wie z. B.

das Führen des Patienten – in den Text aufzunehmen. Solche Maßnahmen setzen Kenntnisse voraus, die in Bobath-Pflege-Kursen aus Zeitgründen nicht hinreichend unterrichtet werden konnten.

Wir haben versucht, die einzelnen Schritte der Handlings und Lagerungen in der Sprache der Pflegenden zu beschreiben und durch Fotos zu ergänzen und hoffen, daß dies für Pflegende, die an einem *Bobath-Pflege-Kurs* teilgenommen haben, eine Hilfe für die Anwendung in der Pflegepraxis sein kann.

Die angefügten *Pflegepläne* sind der Versuch, die einzelnen Schritte (Nahziele) zur größtmöglichen Selbständigkeit (Fernziel) zu beschreiben und entsprechende Maßnahmen aufzuzeigen. Sie können eine Anregung sein, einen Pflegeplan, der sich an den individuellen Problemen und Ressourcen des Patienten orientiert, aufzustellen und im therapeutischen Team zu besprechen.

Die Ausführungen zum Bobath-Konzept durch Herrn PD Dr. med. Meier-Baumgartner verdeutlichen die neurophysiologischen Grundlagen des Behandlungskonzeptes.

Insbesondere möchten wir an dieser Stelle Herrn PD Dr. Meier-Baumgartner für seine Unterstützung danken. Sein geriatrisches Behandlungskonzept, daß durch ein multiprofessionelles Team getragen wird, hat den Pflegeberufen neue Impulse und Möglichkeiten für Fort- und Weiterbildung gegeben.

Unser Dank geht auch an unsere Dozentinnen aus der Krankengymnastik und Ergotherapie, Marianne Brune, Heidi Lessig, Heike Eilers, Ute Reinhardt-Ellendorf, Elke Post, Marianne Koch. Sie alle haben uns ein Stück weit auf den Weg gebracht, therapeutisch rehabiliative Pflege zu verwirklichen.

Vielen Dank auch an Frau Birgit Busse, die uns bei der Erstellung der Fotos fachmännisch unterstützt hat.

Herma Purwin
Leitende Unterrichtsschwester

> Die Bezeichnungen
> Pflegeperson und Patient
> beziehen sich immer
> gleichzeitig
> auf weibliche
> und männliche Personen.

Aktives (1)
und passives (2) Handling

Die Verwendung der Bezeichnung *betroffene* bzw.
nicht betroffene Seite dient lediglich zum klaren Verständnis
des Textes.
Bei einer Hemiplegie ist immer auch die nicht paretische Seite
sowie der Gesamtorganismus des Patienten in all seinen
Funktionen betroffen.
Somit könnte man auch von *einer betroffenen und einer*
weniger betroffenen Seite sprechen.

A Verlagerung des Patienten im Bett

A.1 Aktives Handling

A.1.1 In Richtung Kopfende aus Rückenlage (bei eher spastischen Patienten) (eine Pflegeperson)

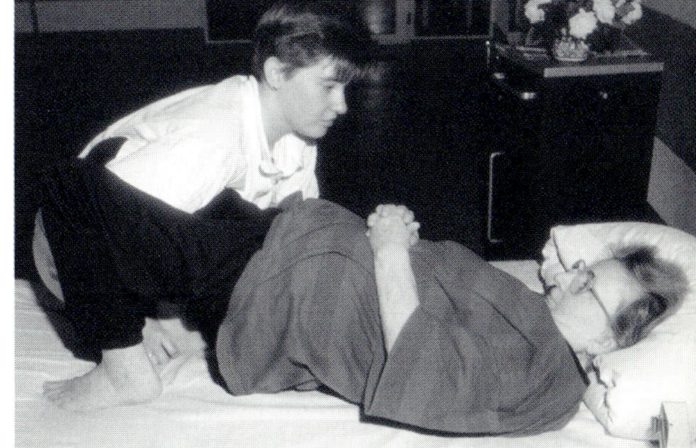

- Grundstellung A (siehe Kapitel L, Abschnitt II, S. 58)
- Pflegeperson umfaßt mit einer Hand das betroffene Fußgelenk (Gabelgriff), die Achselhöhle der Pflegeperson umschließt den betroffenen Oberschenkel oberhalb des Knies.

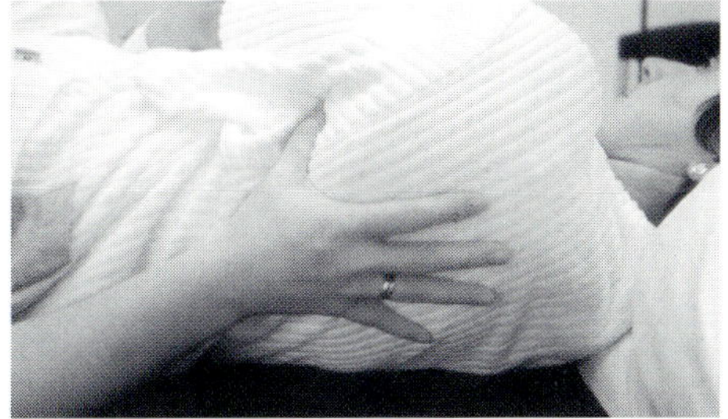

- Die andere Hand liegt unter dem betroffenen Schulterblatt »BH-Griff«, um Reibung abzunehmen und um die Aufwärtsbewegung zu führen.

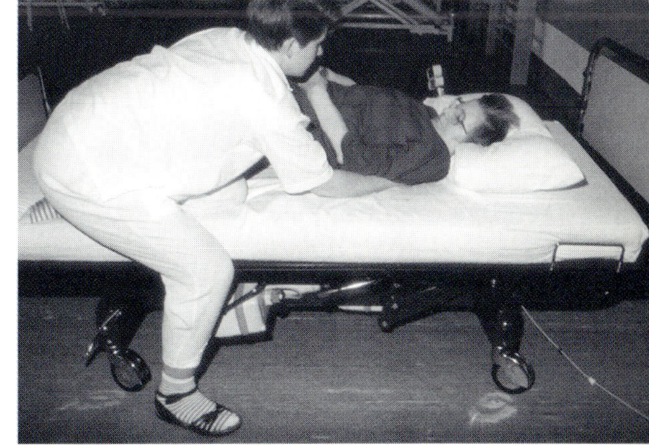

- Patient wird aufgefordert, sich mit leicht angehobenem Kopf nach oben zu schieben.
- Pflegeperson unterstützt die Bewegung des Beckenhebens durch eigene Gewichtsverlagerung nach hinten.

A.1.1.1. In Richtung Kopfende aus Rückenlage
(bei eher hypotonen Patienten)
(eine Pflegeperson)

↪ Eine Hand der Pflegeperson liegt im Gabelgriff am Fußgelenk des Patienten, die andere liegt unter dem betroffenen Schulterblatt. Patient dreht den Oberkörper mit gestreckten Armen und den Kopf so weit auf die nicht betroffene Seite, bis die betroffene Schulter entlastet ist.

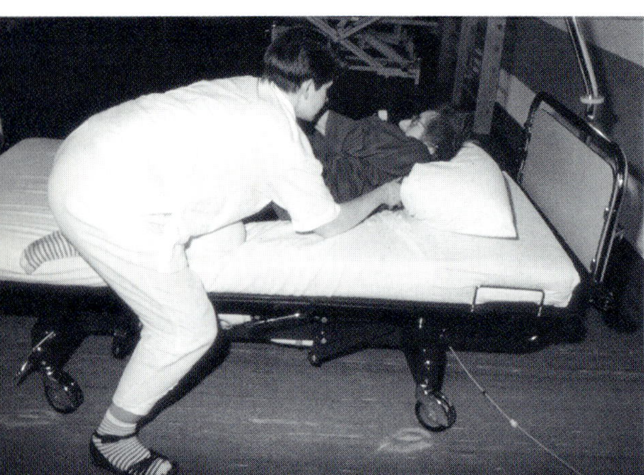

↪ Pflegeperson führt mit der Hand unter der Schulter die Bewegung nach oben, dabei verlängert sie die betroffene Seite.

↪ Patient verlagert sein Gewicht auf die betroffene Seite.

↪ Patient schiebt die nicht betroffene Seite durch Abdrücken mit dem nicht betroffenen Bein leicht nach oben (schlängelnd).

Der Vorgang wird so oft wiederholt, bis der Patient weit genug nach oben verlagert ist.

A.1.2 Seitliche Verlagerung des Patienten im Bett aus Rückenlage
(eine Pflegeperson)

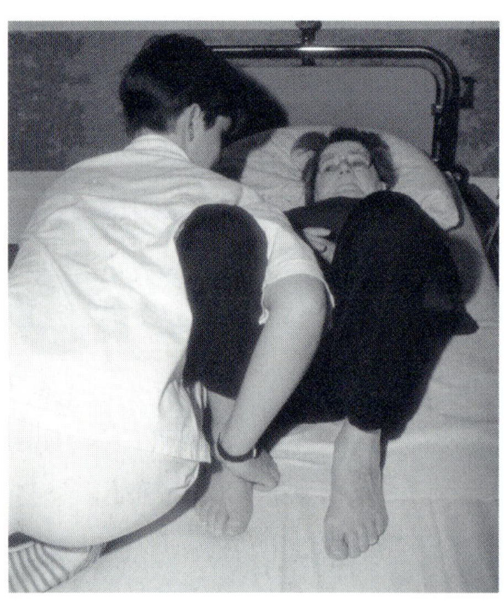

↪ Grundstellung A

↪ Pflegeperson steht seitlich und kniet mit dem dem Patienten zugewandten Bein im Bett. Sie beugt den Oberkörper so weit nach vorne, daß sie mit ihrer Achselhöhle den Oberschenkel (Mitte) des Patienten umschließt.

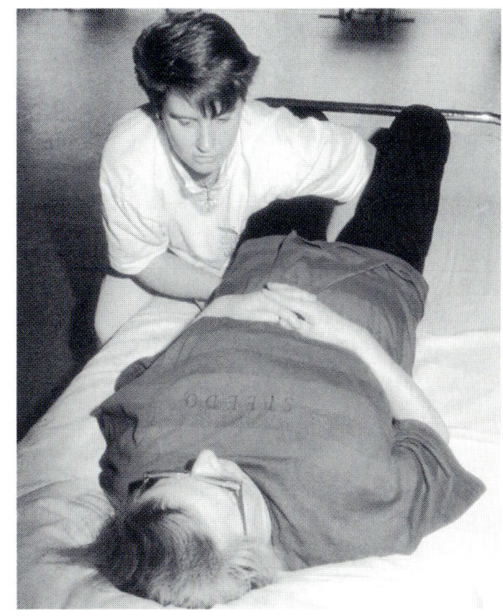

↪ Die freie Hand der Pflegeperson greift seitlich an das betroffene Becken. Patient wird aufgefordert, das Gesäß anzuheben. Die Pflegeperson verlagert ihr Gewicht nach hinten (Hebelwirkung), die Hand am Becken unterstützt die angegebene Richtung.

↪ Die gebeugten Beine werden zur Seite gedreht und abgelegt.

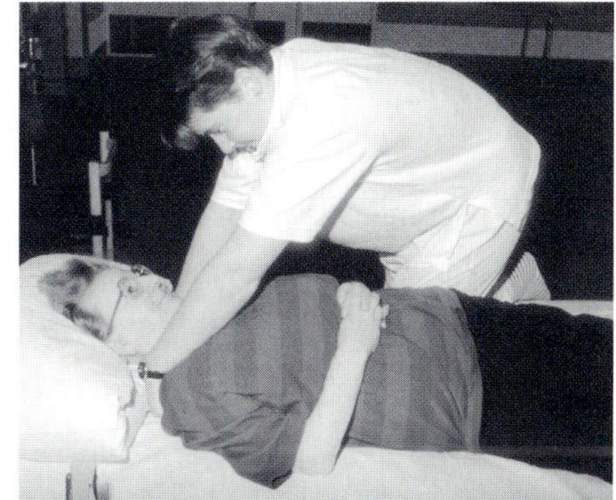

↪ Pflegeperson greift mit gestreckten Armen und maximal gebeugten Handgelenken (Baggergriff) von oben hinter den Schultergürtel des Patienten.

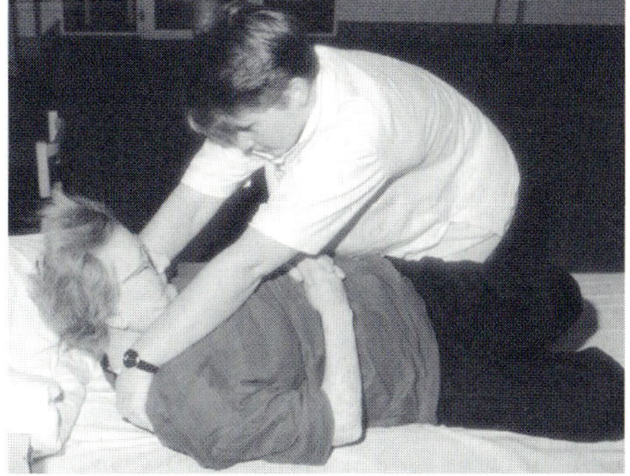

↪ Patient führt das Kinn zur Brust.
↪ Durch Gewichtsverlagerung der Pflegeperson nach hinten (bei gestreckten Armen der Pflegeperson) wird der Oberkörper des Patienten in die gewünschte Lage gebracht.

Gesamten Vorgang so oft wiederholen, bis gewünschte Lage erreicht ist.

A.1.3 In Richtung Fußende aus Rückenlage (eine Pflegeperson)

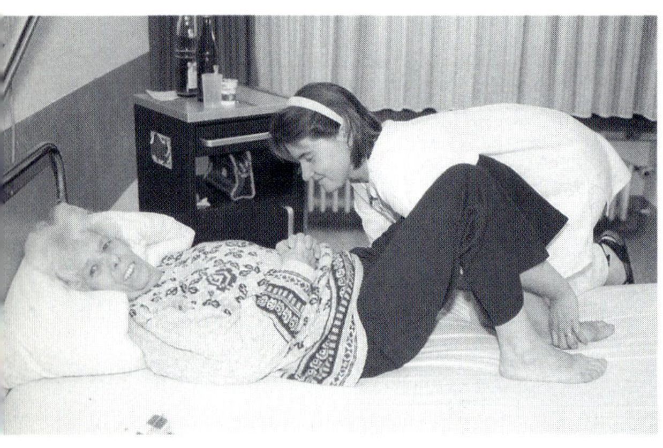

- Patient liegt mit gefalteten Händen bis zum Abschluß des Vorganges auf dem Rücken.
- Pflegeperson steht seitlich in Fußhöhe auf der betroffenen Seite.
- Eine Hand der Pflegeperson umfaßt den Fußrücken der betroffenen Seite, Daumen liegt am Außenrist.
- Pflegeperson bringt den Fuß in Funktionsstellung (Fußaußenkante hochgezogen).

- Die andere Hand liegt unter dem Oberschenkel des Patienten, um das Gewicht des Beines abzunehmen bis der betroffene Fuß aufgestellt ist (siehe Erläuterung Grundstellung A, Kapitel L, Abschnitt II, S. 58).
- Pflegeperson bringt das betroffene Knie nur so weit in Beugestellung, daß der Fuß vor dem Knie in Bewegungsrichtung steht.
- Der Fuß wird durch Gabelgriff mit der einen Hand und durch Druck auf das Knie mit der anderen Hand fixiert.
- Patient wird aufgefordert, das nicht betroffene Bein anzustellen.
- (Pflegeperson greift über das betroffene Bein und führt ihre Hand unter den nicht betroffenen Oberschenkel seitlich an das Becken.) Das betroffene Knie liegt in der Achselhöhle der Pflegeperson und wird so fixiert.
- (Die andere Hand der Pflegeperson liegt seitlich am Becken der betroffenen Seite)

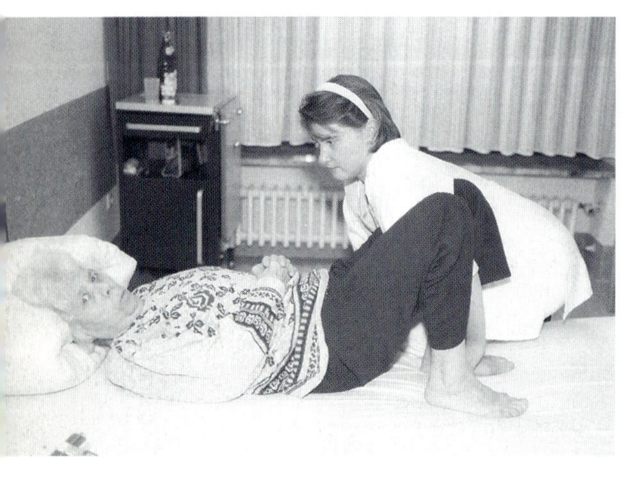

- Durch leichten Druck auf das betroffene Knie,
    - durch Gewichtsverlagerung der Pflegeperson nach hinten und
    (– durch Führung der Hände seitlich am Becken,)
    wird der Patient in Richtung Fußende verlagert.

(Das in Klammern Gesetzte ist für Patienten, die viel Orientierung brauchen, kein Foto)

A.1.4 In Richtung Kopfende in sitzender Stellung *im Bett* (Schinkengehen) (eine Pflegeperson)

↪ Bett flach stellen, Patient sitzt mit vorgebeugtem Oberkörper im Bett (Schultergürtel vor der Mittelachse), seine Hände sind gefaltet.

↪ Pflegeperson sitzt hinter dem Patienten im Bett, ein Bein auf dem Fußboden, das andere angewinkelt auf der Bettkante.

↪ Pflegeperson greift mit einer Hand unter das Gesäß (entlastete Seite) des Patienten, die andere Hand liegt am Oberschenkel (belastete Seite).

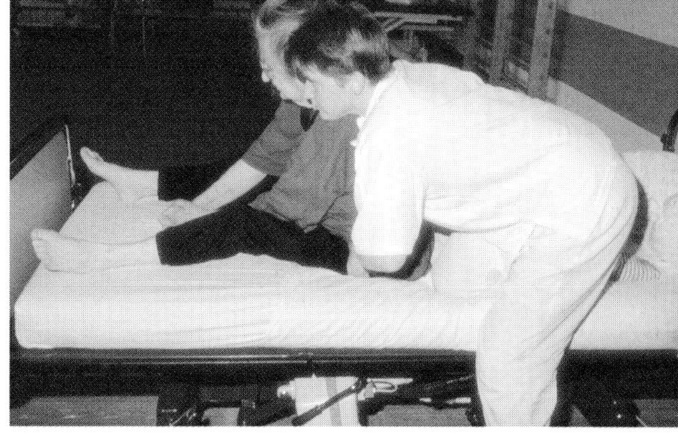

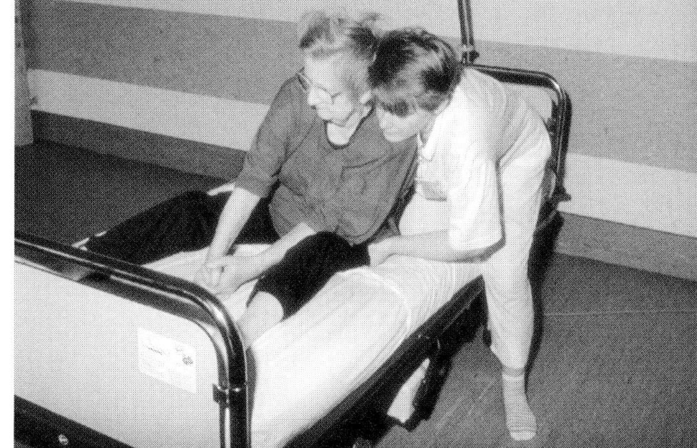

↪ Gewicht des Patienten abwechselnd auf die rechte und linke Gesäßhälfte verlagern, dabei die freie Gesäßhälfte nach oben bewegen. Die Hände der Pflegeperson wechseln je nach Be- und Entlastung.

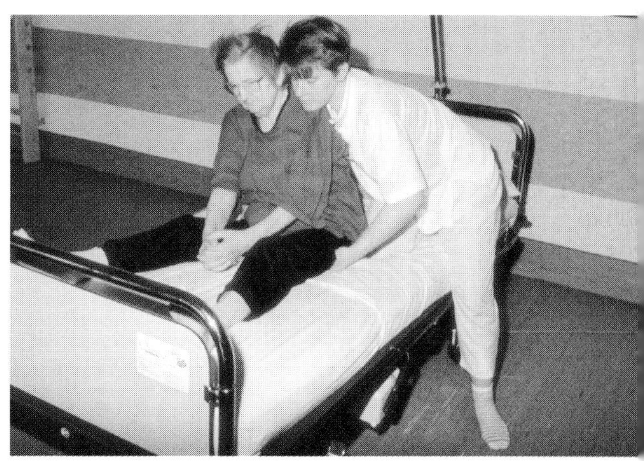

A.1.5 In Richtung nach vorne oder nach hinten aus sitzender Stellung *im Stuhl* (Schinkengehen) (eine Pflegeperson)

- Pflegeperson steht vor dem Patienten.
- Patient faltet die Hände.
- Pflegeperson führt eine Hand unter der Achsel hindurch auf das nicht betroffene Schulterblatt des Patienten.

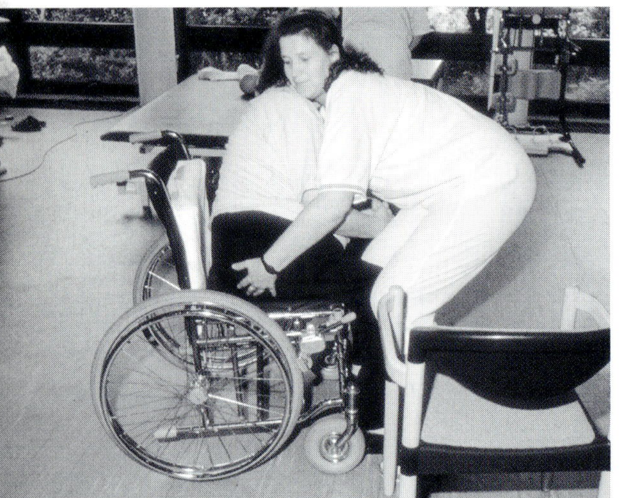

- Pflegeperson hilft dem Patienten, sein Gewicht auf diese Seite zu verlagern und greift mit der anderen Hand unter die betroffene Gesäßhälfte.
- Durch die wechselnde Entlastung der Körperseiten des Patienten kann die Pflegeperson die Bewegung führen.

A.2   Passives Handling

A.2.1   Drehen aus Rückenlage auf die betroffene Seite

⮑ Patient faltet die Hände.

⮑ Pflegeperson steht auf der betroffenen Seite.

⮑ Grundstellung A, siehe Seite 58.

⮑ Patient löst die gefalteten Hände. Der betroffene Arm wird seitlich (ca. 45° abgewinkelt) gelagert.

⮑ Patient wird auf die Seite gedreht, Beine bleiben möglichst weit angewinkelt.

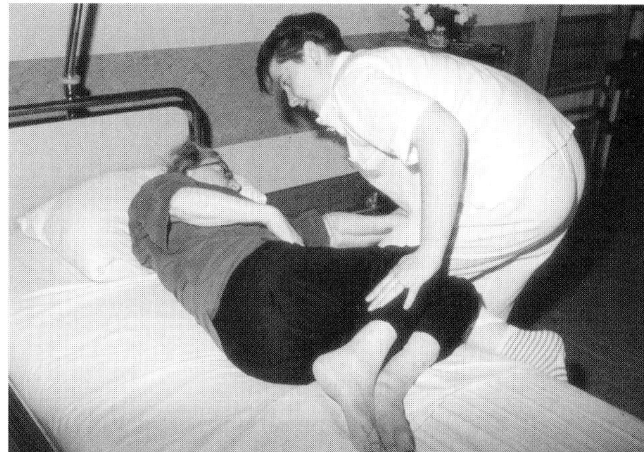

⮑ Hände werden wieder gefaltet.

A.2.1.1 In Richtung Kopf-, Fußende oder an die Bettkante aus Seitenlage (eine Pflegeperson)

⮑ Patient liegt mit angewinkelten Beinen auf der Seite.

⮑ Pflegeperson greift unter den Patienten mit der einen Hand in Höhe des Trochanters, mit der anderen unter den Beckenkamm, bis der Patient auf den Unterarmen der Pflegeperson liegt.

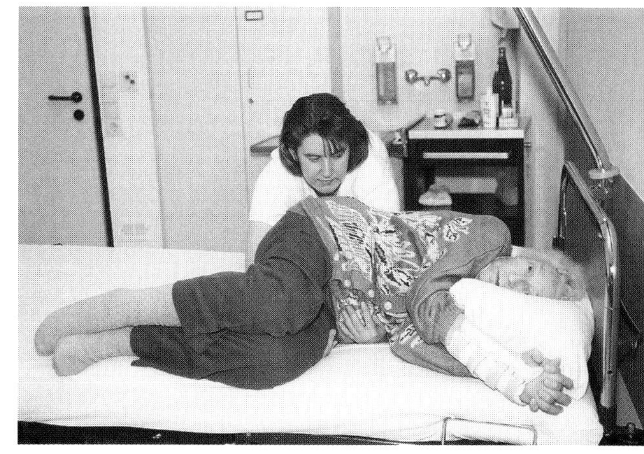

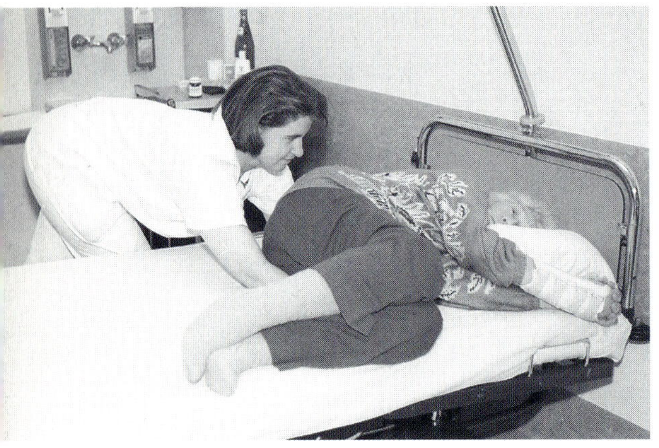

⮕ Pflegeperson stellt sich schräg zum Bett in Richtung Kopf – oder Fußteil in Schrittstellung, mit vorgebeugtem Oberkörper.

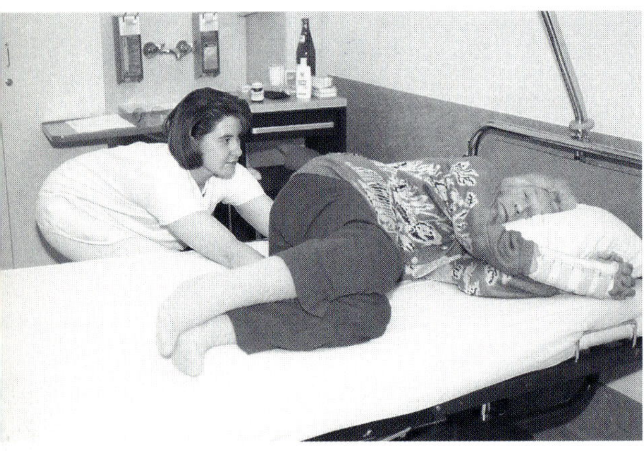

⮕ Pflegeperson zieht Patienten mit geradem Rücken durch Gewichtsverlagerung nach hinten, Arme bleiben gestreckt.

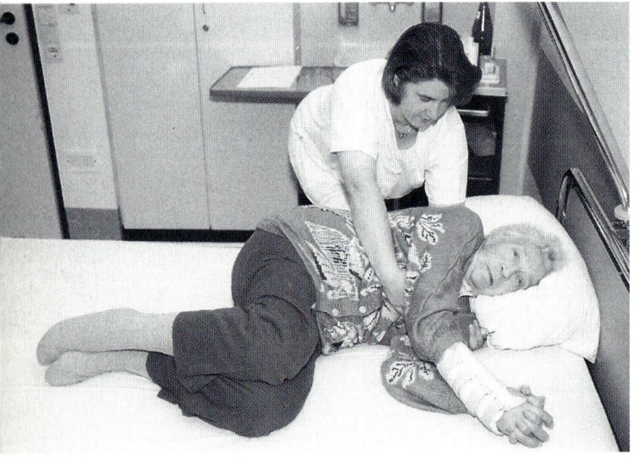

⮕ Pflegeperson greift mit der einen Hand unter das Schulterdach der aufliegenden Seite, mit der anderen Hand unter der Achselhöhle durch an das Sternum des Patienten.

⮕ Pflegeperson geht in Schrittstellung und durch ihre Gewichtsverlagerung wird der Oberkörper des Patienten nach hinten gebracht.

Die Arme der Pflegeperson bleiben dabei möglichst gestreckt.

Bei Patienten mit Streckspastik

- Bei einem Patienten mit Streckspastik umfaßt die Pflegeperson mit einer Hand die Unterschenkel des Patienten bei maximaler Beugung (Knie zum Bauch). Die andere Hand greift unter den Patienten in Höhe des Beckenkammes.

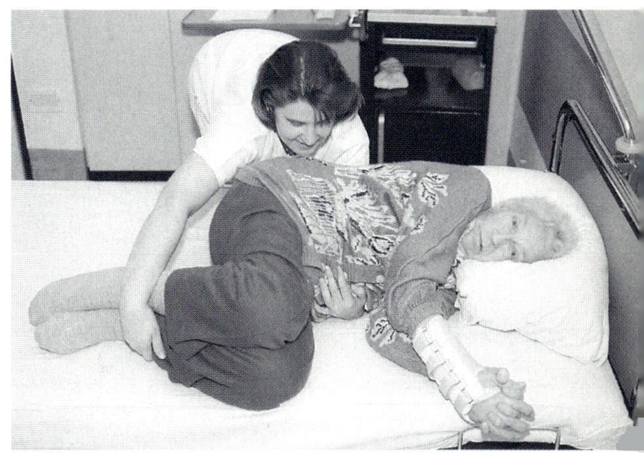

A.2.2 Drehen aus Rückenlage auf die nicht betroffene Seite (eine Pflegeperson)

- Grundstellung A, siehe Seite 58.
- Patient wird mit gefalteten Händen auf die nicht betroffene Seite gedreht.

A.2.3 In Richtung Kopfende aus Rückenlage (eine Pflegeperson)

- Patient faltet Hände, wenn möglich, Arme gestreckt nach vorne.
- Pflegeperson steht auf der betroffenen Seite in Schrittstellung, legt das betroffene Bein über die eigene Schulter und führt die Hand über den Oberschenkel an die nicht betroffene Hüfte.
- Pflegeperson legt die andere Hand unter das Schulterblatt des Patienten, um Reibung abzunehmen.
- Patient legt den Kopf auf die Brust.
- Pflegeperson schiebt mit der Schulter den Patienten nach oben. Ihr Rücken bleibt gerade und ihr Oberkörper vorgebeugt (»Stier«).

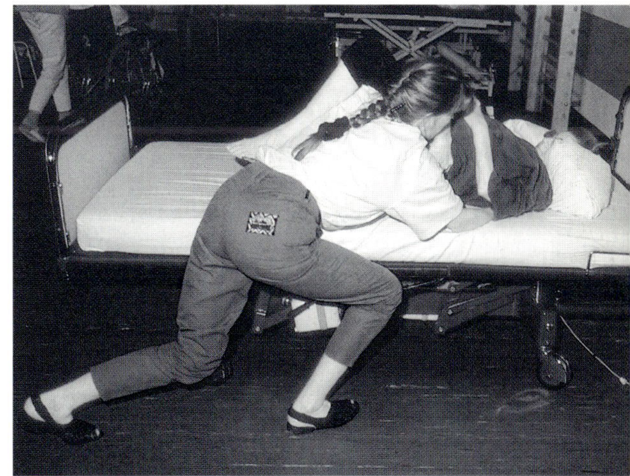

A.2.4 In Richtung Kopf- oder Fußende aus Rückenlage (zwei Pflegepersonen)

- Patient liegt auf dem Rücken, Hände gefaltet.
- Je eine Pflegeperson steht an jeder Seite des Bettes.
- Beine des Patienten werden nacheinander angestellt (Gabelgriff-Druck).

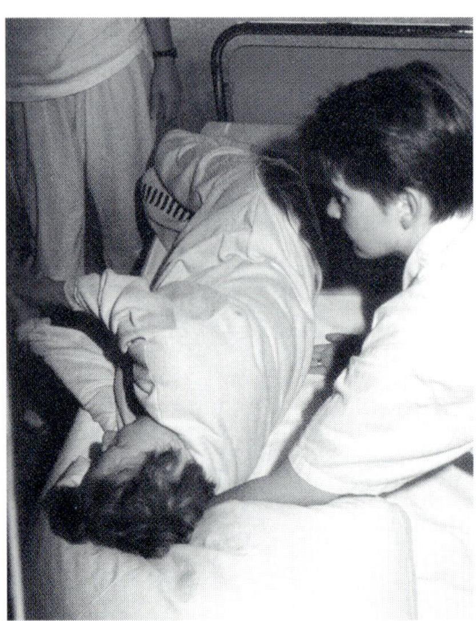

- Erste Pflegeperson dreht den Patienten von sich weg und greift mit einer Hand (Handfläche nach oben) unter den Nacken und Hinterkopf und mit der anderen Hand unter das Gesäß, Patient wird zurückgedreht.

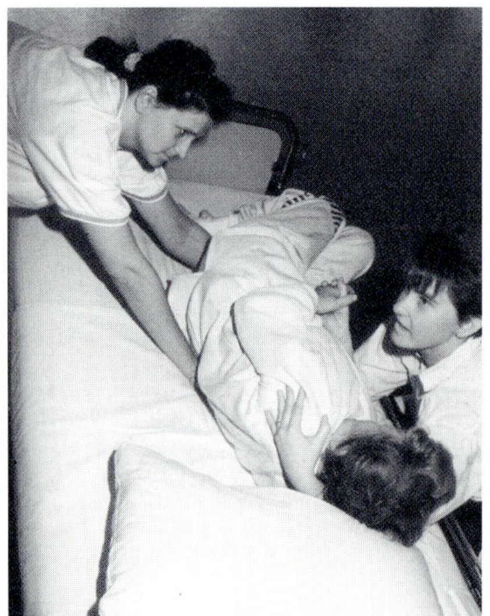

- Zweite Pflegeperson dreht den Patienten von sich weg auf die Seite und greift mit der einen Hand (Handfläche nach unten) die Hand der ersten Pflegeperson und hakt ein, die andere Hand wird unter die Beine (Höhe Oberschenkel) des Patienten geschoben, Patient wird zurückgedreht.

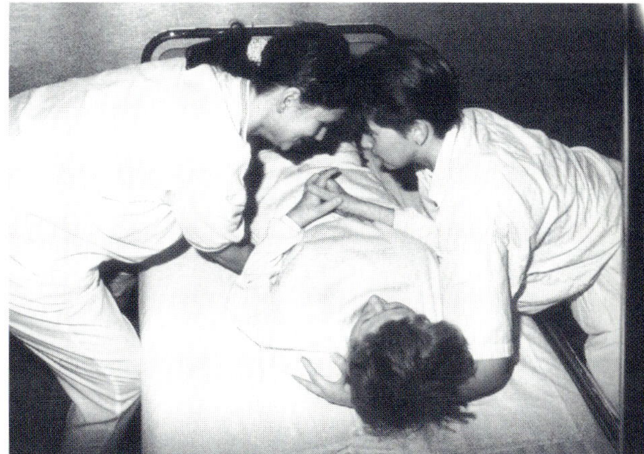

- Beide Pflegepersonen drücken ihre Stirnflächen fest gegeneinander, Beine sind gegrätscht.
- Patient wird auf Kommando, bei konstantem Druck der Stirnflächen gegeneinander, durch Gewichtsverlagerung der Pflegeperson nach oben oder unten befördert.

 **Griffe dürfen den Rücken nicht belasten**

A.2.5 In Richtung Kopfende aus sitzender Stellung im Bett (Australischer Lift) (zwei Pflegepersonen)

- Patient faltet die Hände und sitzt mit weit nach vorn gebeugtem Oberkörper im Bett (Schultergürtel vor der Mittelachse).
- Je eine Pflegeperson steht seitlich zum Patienten.

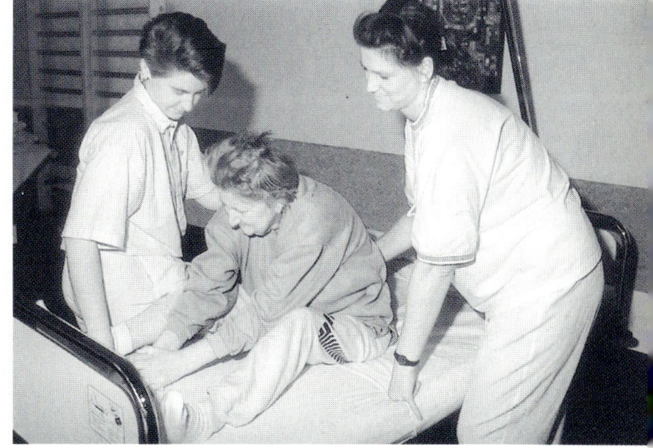

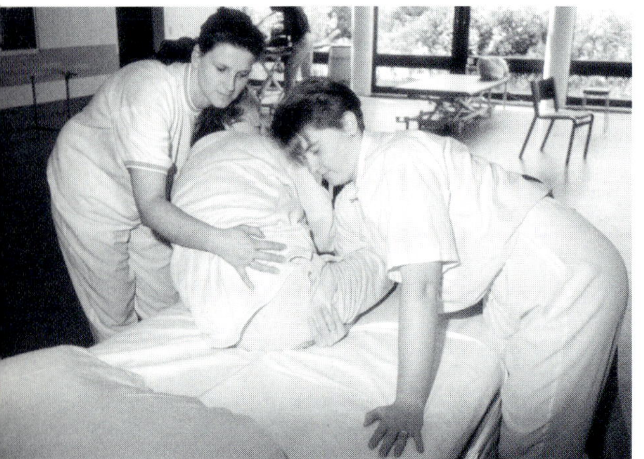

- Pflegepersonen greifen (durch Gewichtsverlagerung des Patienten) jeweils mit der dem Patienten zugewandten Hand von der Innenseite des Oberschenkels unter den Sitzbeinhöcker des Patienten. Die andere Hand stützt sich im Bett hinter dem Patienten ab.

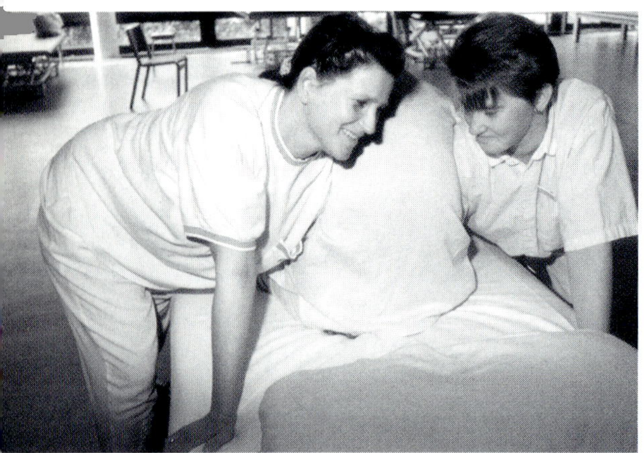

- Beide Pflegepersonen beugen sich soweit nach vorne, bis ihre Oberarme seitlich am Thorax des Patienten, unterhalb der Schulterblätter liegen.

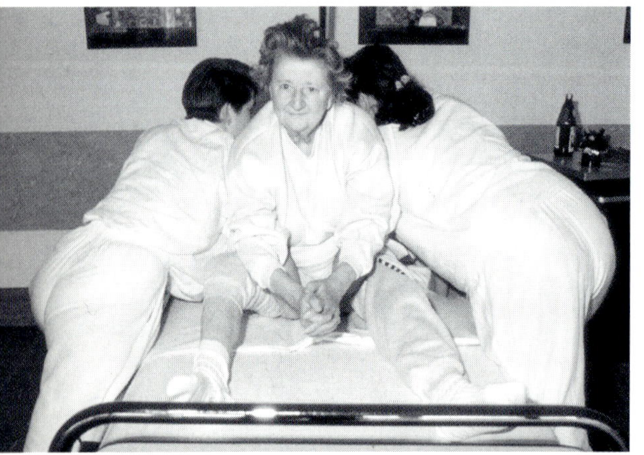

- Pflegepersonen stehen in Schrittstellung, geben gleichmäßig starken Druck gegen den Thorax, dabei hebt der Patient leicht von der Unterlage ab.
- Pflegepersonen verlagern ihre Oberkörper nach vorne (Kommando) und damit den Patienten in Richtung Kopfende.

B   Aufsetzen des Patienten im Bett

B.1   Aktives Handling

B.1.1   Aktives Aufsetzen aus Rückenlage an die Bettkante (über die Seitenlage) (eine Pflegeperson)

⇝ Grundstellung A (siehe Kapitel L, Abschnitt II).

⇝ Verlagerung des Gesäßes zur Seite (siehe Kapitel A 1.2).

⇝ Drehen auf die betroffene Seite (siehe Kapitel A, Abschnitt 2.1).

⇝ Der Oberkörper des Patienten sollte so liegen, daß der Schultergürtel vor der Mittellinie ist.

⇝ Gefaltete Hände lösen, Pflegeperson sichert den betroffenen Arm des Patienten, indem sie ihn in der Mitte des Oberarmes hält und ihn in eine leichte Supinationsstellung bringt.

⇝ Die Pflegeperson greift mit der freien Hand in die Kniebeuge, holt die Unterschenkel des Patienten aus dem Bett und sichert mit ihren Oberschenkeln die Beugung der Knie des Patienten.

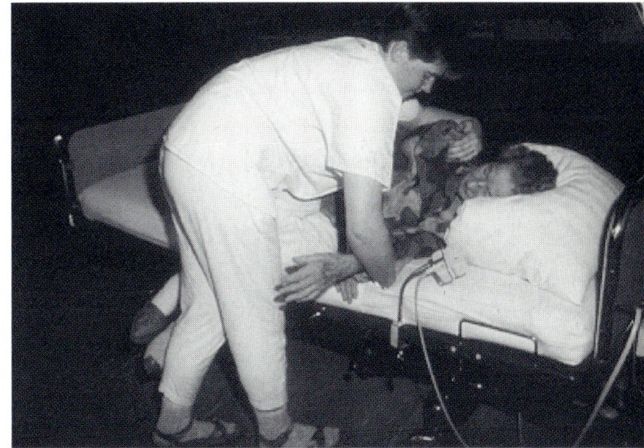

⇝ Die Pflegeperson legt ihre freie Hand von hinten auf die nicht betroffene Schulter des Patienten.

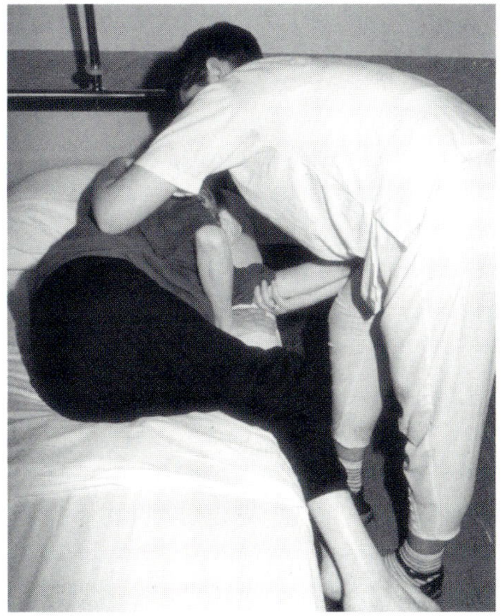

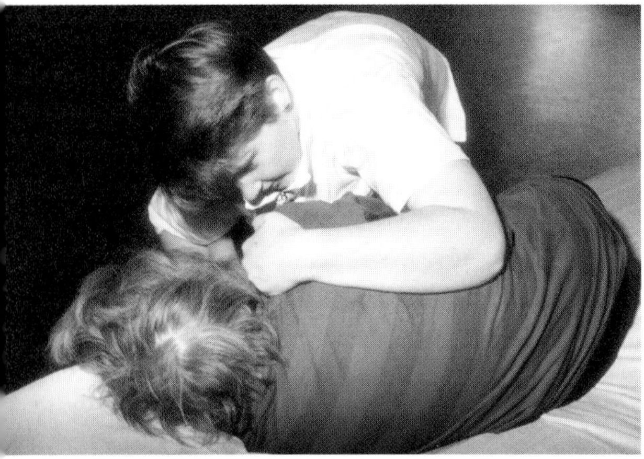

- Pflegeperson gibt ein Kommando zum Aufsetzen, dabei stützt sich der Patient mit der nicht betroffenen Hand unterhalb des betroffenen Oberarmes an der Bettkante ab.
- Beim Hochkommen führt die Pflegeperson den betroffenen Arm und unterstützt auf der nicht betroffenen Seite die Bewegung zur Sitzhaltung.

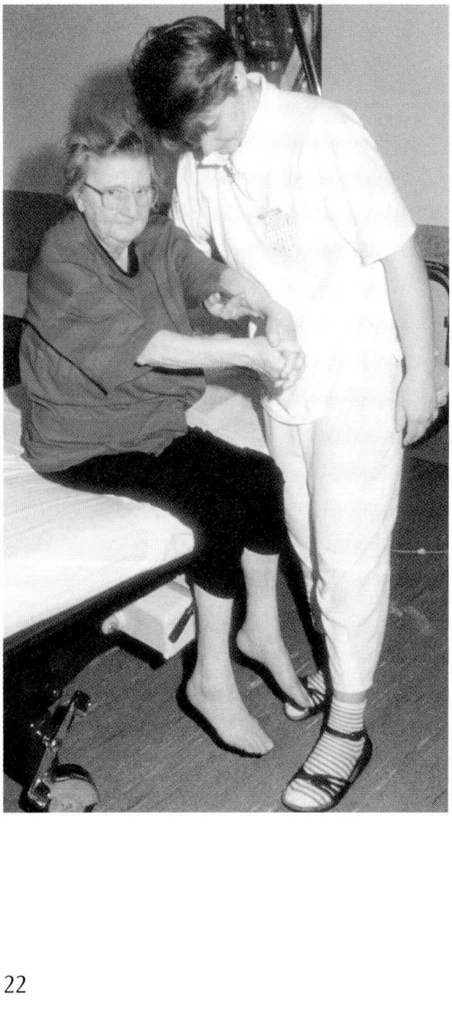

- Hände wieder falten lassen.

B.1.2 Knie des Patienten liegen zu weit von der Bettkante entfernt

- Patient faltet die Hände.
- Pflegeperson greift mit einer Hand an das Schulterdach der betroffenen Seite.
- Die andere Hand liegt auf der Schulter der nicht betroffenen Seite

- Durch Gewichtsverlagerung der Pflegeperson nach hinten wird der Oberkörper des Patienten näher zur Bettkante gebracht.

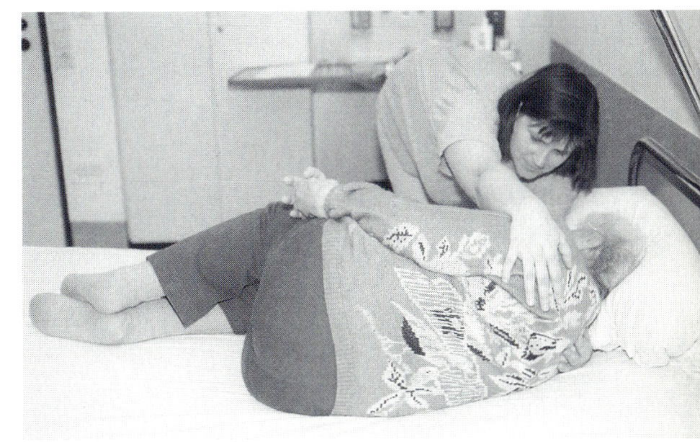

- Pflegeperson greift mit einer Hand unter das Becken des Patienten (in Höhe des Trochanters), mit der anderen Hand um die gebeugten Knie.

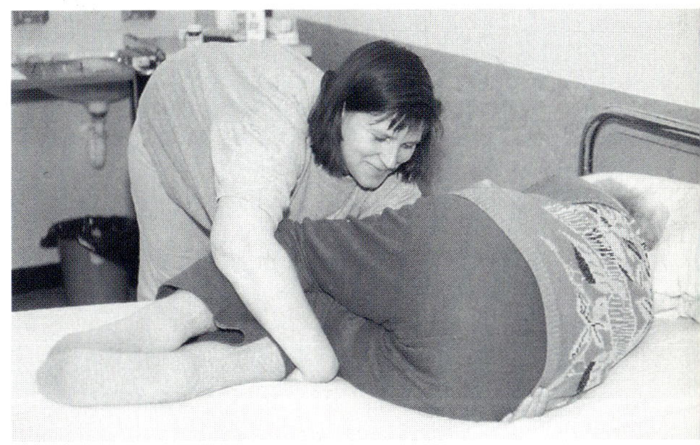

- Durch Gewichtsverlagerung der Pflegeperson nach hinten wird der Unterkörper des Patienten nach vorne gebracht bis seine Knie mit der Bettkante abschließen.

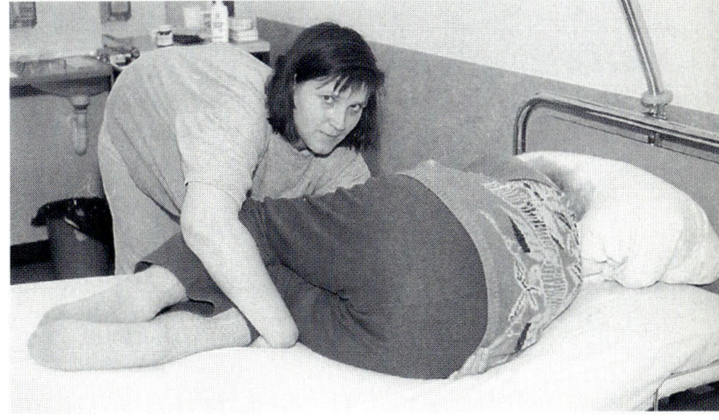

B.1.3   Knie des Patienten befinden sich zu weit über der Bettkante

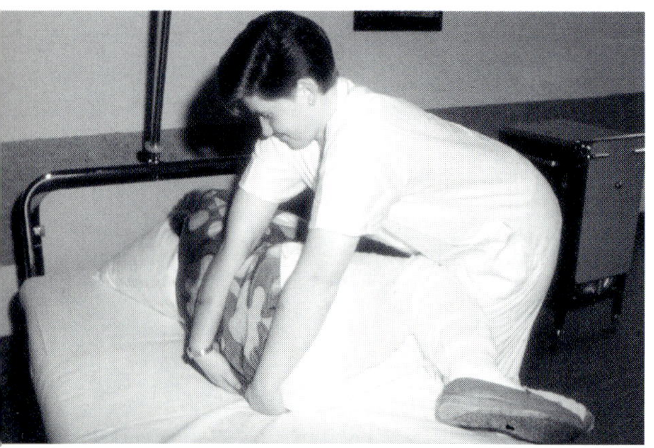

- Pflegeperson sichert die gebeugten Knie des Patienten mit ihren Oberschenkeln.
- Die Hände der Pflegeperson greifen über das Gesäß unter das Becken der aufliegenden Seite

  oder

  eine Hand greift an das Gesäß des Patienten und die andere Hand stützt sich im Bett ab.

- Pflegeperson verlagert ihr Gewicht nach hinten, dabei hebt sich das Becken des Patienten leicht an.
- Die Pflegeperson schiebt durch Druck mit ihren Oberschenkeln gegen die gebeugten Knie den Patienten nach hinten.

B.2 Passives Handling

B.2.1 Passives Aufsetzen aus Rückenlage an die Bettkante (über die Seitenlage) (eine Pflegeperson)

- Grundstellung A und die Verlagerung des Gesäßes zur Seite.
- Pflegeperson bringt die Beine mit gebeugten Knien in Seitenlage, so daß die Knie mit der Bettkante abschließen.
- Der Oberkörper des Patienten sollte so liegen, daß die Schultern vor der Mittellinie sind.
- Pflegeperson sichert den betroffenen Arm des Patienten, indem sie ihn in Höhe des Ellenbogens hält und ihn in eine leichte Supinationsstellung bringt.
- Die Pflegeperson greift mit der freien Hand in die Kniebeuge, holt die Unterschenkel des Patienten aus dem Bett und sichert mit ihren Oberschenkeln die Beugung der Knie des Patienten (siehe »Aktives Aufsetzen im Bett aus Rückenlage«).

- Pflegeperson sichert den betroffenen Arm/die betroffene Schulter, indem sie mit einer Hand von der Seite kommend an das betroffene Schulterblatt faßt, Griff bleibt erhalten bis zum Aufsetzen.
- Die andere Hand der Pflegeperson greift von hinten auf die nicht betroffene Schulter. Dabei liegt der Unterarm der Pflegeperson am äußeren Rand des Schulterblattes des Patienten. Durch Druck auf die nicht betroffene Schulter wird der Patient zum Sitz an die Bettkante gebracht.

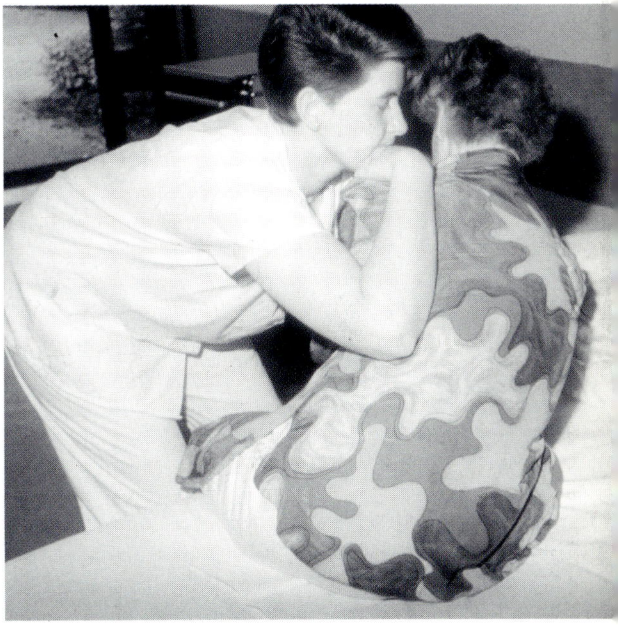

C   Vom Sitz an der Bettkante in die Seitenlage

C.1   Aktives Handling

- Patient sitzt auf dem Bett, Kniekehlen an der Bettkante.
- Die gefalteten Hände werden gelöst.
- Pflegeperson steht vor dem Patienten.

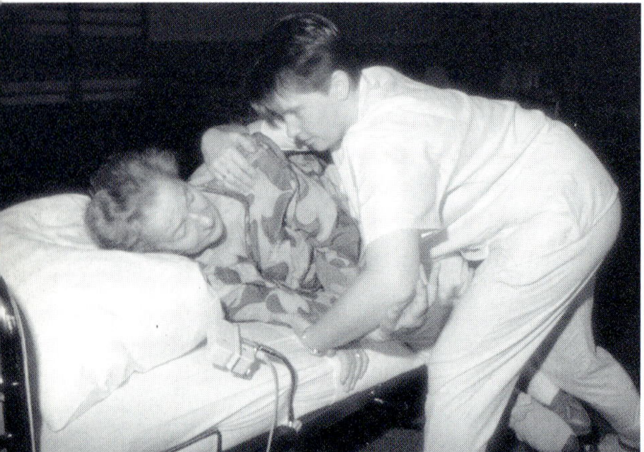

- Pflegeperson sichert den betroffenen Arm des Patienten, indem sie ihn in Höhe des Ellenbogens von unten hält und durch Außenrotation des Oberarmes ihn in eine Supinationsstellung bringt. Dabei wird der Arm des Patienten zwischen Thorax und Oberarm der Pflegeperson gestützt.
- Pflegeperson fordert den Patienten auf, sich mit der nicht betroffenen Hand vor dem betroffenen Oberarm auf der Bettkante abzustützen.
- Pflegeperson legt ihre freie Hand auf die nicht betroffene Schulter des Patienten (Unterarm liegt am Rumpf) und bremst die Bewegung nach unten.

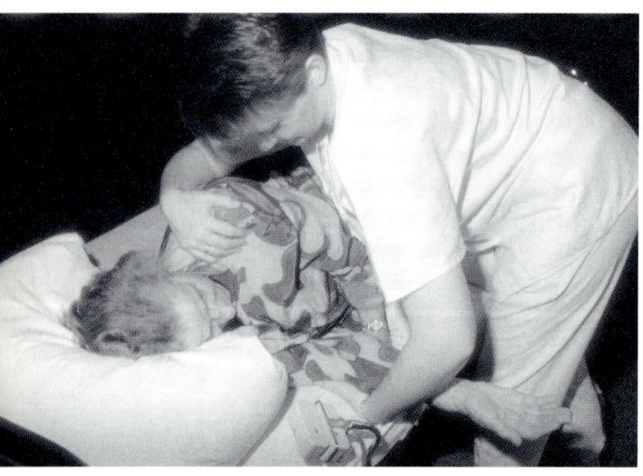

- Sobald der Oberkörper des Patienten seitlich im Bett liegt, wird der Patient aufgefordert, seine Hände zu falten.
- Pflegeperson faßt mit einer Hand unter die Kniekehlen des Patienten und legt die angewinkelten Unterschenkel ins Bett. Die andere Hand hält den Patienten in seitlicher Lage.

C.2 Passives Handling

C.2.1 Vom Sitz an der Bettkante in die Seitenlage (eine Pflegeperson)

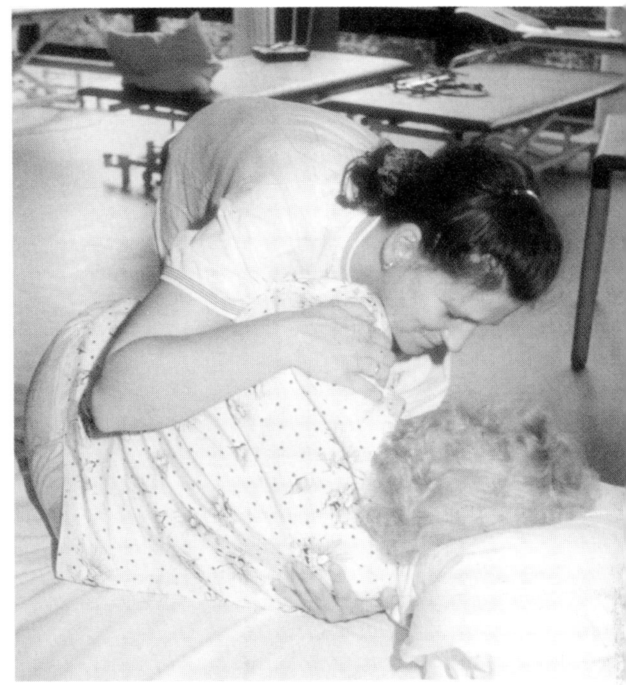

- Die Pflegeperson sichert den betroffenen Arm/die betroffene Schulter, indem sie mit einer Hand von der Seite kommend an das betroffene Schulterblatt faßt.

- Griff bleibt erhalten bis der Patient auf der Seite liegt.

- Die andere Hand der Pflegeperson, die auf der nicht betroffenen Schulter des Patienten liegt, bremst mit maximaler Hilfe die Bewegung nach unten.

D   Aufstehen vom Sitz und Transfer

D.1   Aktives Handling

D.1.1   Aktives Handling (eine Pflegeperson)

↪ Siehe »Körperachse beim Aufstehen«.

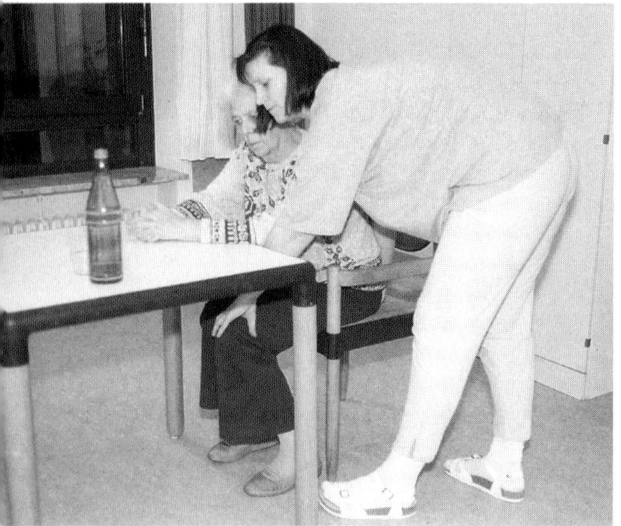

↪ Pflegeperson steht an der betroffenen Seite und stabilisiert mit einer Hand das betroffene Knie (Gabelgriff). Die andere Hand faßt von hinten unter die betroffene Gesäßhälfte.

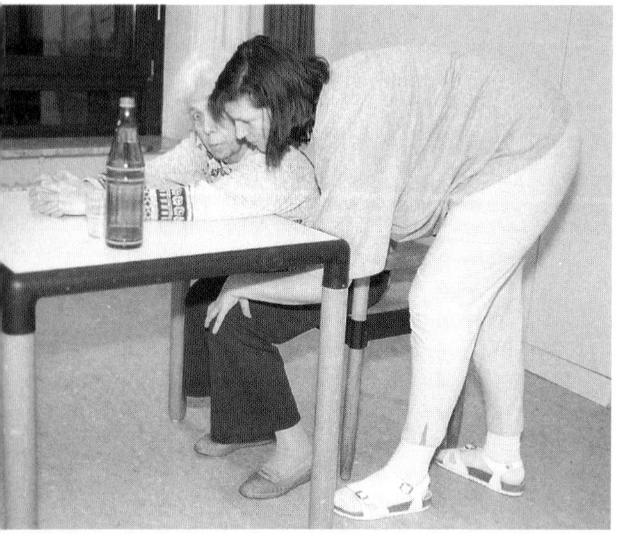

↪ Patient bringt den Oberkörper mit gefalteten Händen so weit nach vorne, bis das Gesäß hochkommt. (Die Orientierung nach vorne kann durch einen Stuhl oder Tisch unterstützt werden.)

↪ Patient richtet sich auf, die Hand der Pflegeperson bleibt am Knie.

➥ Patienten, die Schwierigkeiten haben, die Aufrichtung des Oberkörpers zu halten, können sich mit den Unterarmen auf der Tischplatte abstützen.

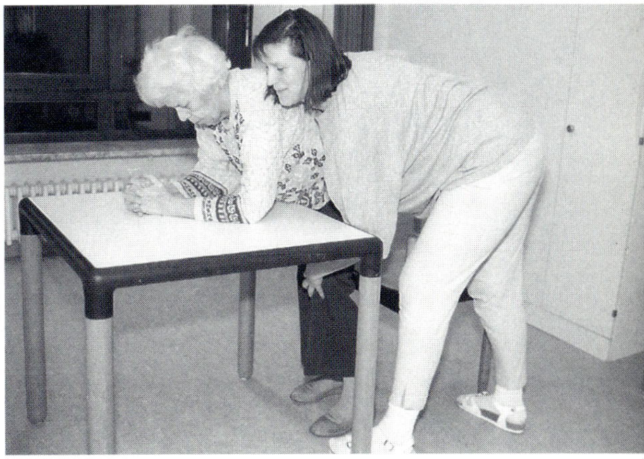

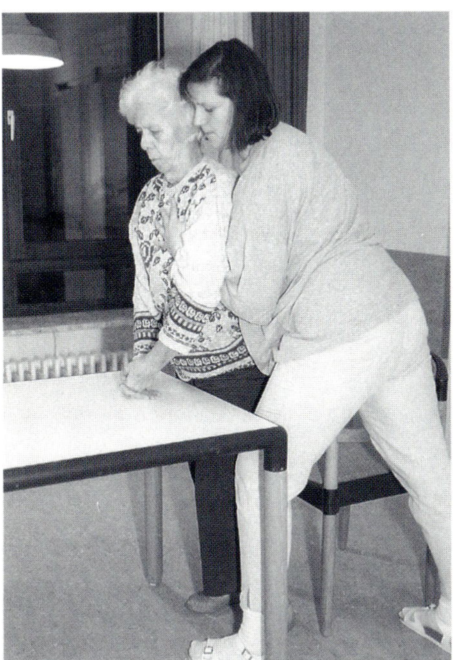

➥ Pflegeperson kann die Aufrichtung unterstützen, indem sie die Kniestabilisierung mit ihrem eigenen Knie übernimmt. Das Knie des Patienten soll dabei nicht überstreckt werden.

➥ Die freigewordene Hand der Pflegeperson führt die Aufrichtung des Oberkörpers am Sternum des Patienten.

D.1.2 Der Patient steht selbständig oder stützt sich nach vorne ab (eine Pflegeperson)

➥ Der Patient steht selbständig oder stützt sich nach vorne ab, z. B. am Tisch.

➥ Pflegeperson wechselt die Stühle.

➥ Patient faltet seine Hände.

➥ Pflegeperson stabilisiert das betroffene Knie.

➥ Patient bringt Oberkörper in Vorlage, gegebenenfalls unter Führung.

➥ Pflegeperson führt beim Hinsetzen die Bewegung nach hinten unten.

D.1.3 Aufstehen vom Sitz, teilweise aktives Handling (eine Pflegeperson)

↝ Siehe »Körperachse beim Aufstehen«.

↝ Pflegeperson sichert und stabilisiert das betroffene Bein von vorne mit ihren geschlossenen Knien.

↝ Pflegeperson führt eine Hand unter der nicht betroffenen Achsel des Patienten hindurch auf das nicht betroffene Schulterblatt.

↝ Pflegeperson bringt durch seitliche Gewichtsverlagerung des Patienten ihre Hand an die betroffene Gesäßseite, unterhalb des Sitzbeinhöckers.

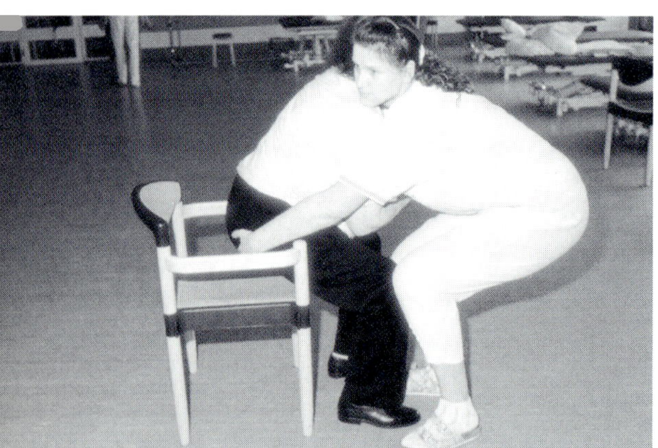

↝ Patient beugt sich nach vorne, dabei führt er seine gestreckten Arme mit gefalteten Händen in Richtung Boden auf der nicht betroffenen Seite.

Durch gleichzeitige Gewichtsverlagerung der Pflegeperson nach hinten wird das Gesäß angehoben (gehebelt mit Schwung).

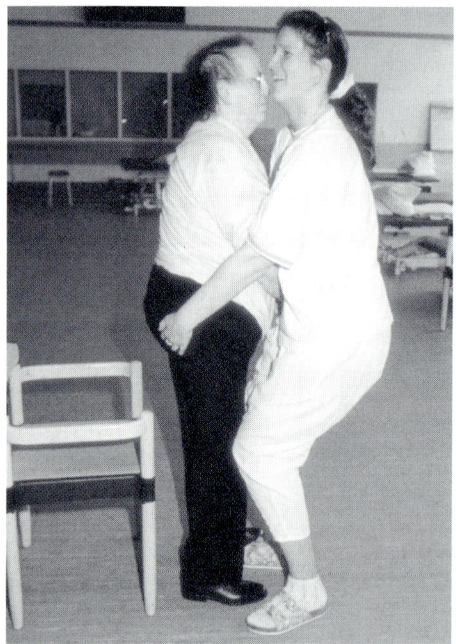

↝ Patient wird aufgefordert, sich aufzurichten.

↝ Die Bewegung wird unterstützt durch Aufrichtung der Pflegeperson.

↝ Wichtig ist hier die Koordination der Hand der Pflegeperson am Sitzbeinhöcker (Tuber ischiadicum) des Patienten (Beckenaufrichtung) und die Führung mit den Knien.

D.1.4 Transfer, teilweise aktiv (eine Pflegeperson)

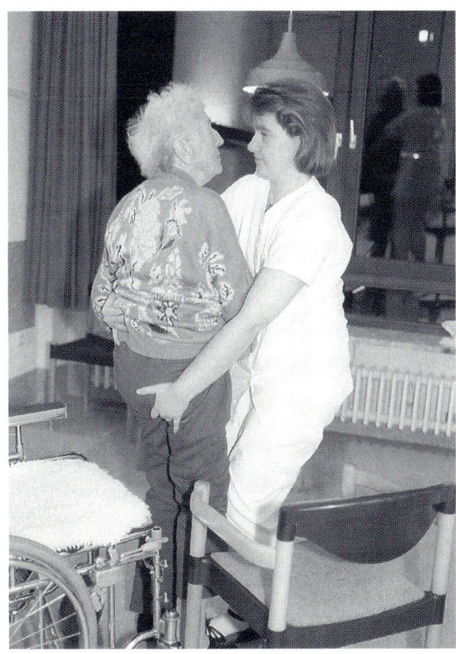

- Zweiter Stuhl steht im 90° Winkel auf der betroffenen Seite.

- Siehe Aufstehen vom Sitz.

- Pflegeperson führt die Gewichtsverlagerung von einem auf den anderen Fuß durch die Stellung ihrer Hand am Sitzbeinhöcker (Tuber ischiadicum) und Becken des Patienten.

- Zuerst wird das Gewicht auf den betroffenen Fuß verlagert und der Patient macht mit dem nicht betroffenen Fuß einen Schritt in Richtung Stuhl/Bett.

- Danach wird das Gewicht auf den nicht betroffenen Fuß verlagert, so daß der betroffene Fuß nachkommen kann, ohne daß dieser vom Fußboden abhebt (Bärentanz).

- Dieser Vorgang wird so oft wiederholt, bis der Patient vor dem Stuhl/Bett steht.

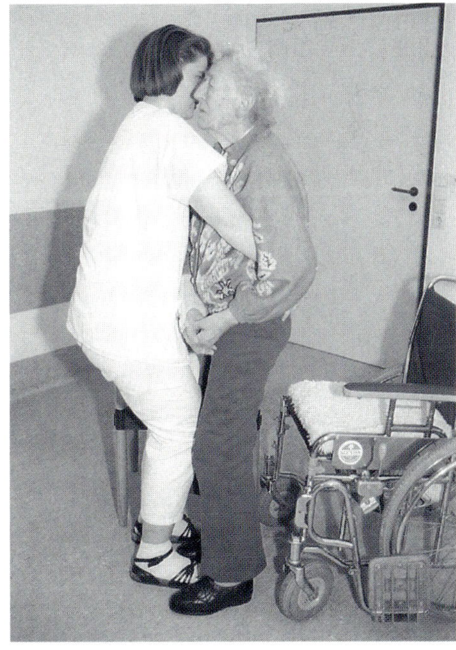

- Patient bringt seinen Oberkörper in Vorlage, gegebenenfalls unter Führung.

- Pflegeperson führt beim Hinsetzen die Bewegung nach hinten unten.

D.2 Passives Handling

D.2.1 Transfer Stuhl-Stuhl/Stuhl-Bett (eine Pflegeperson)

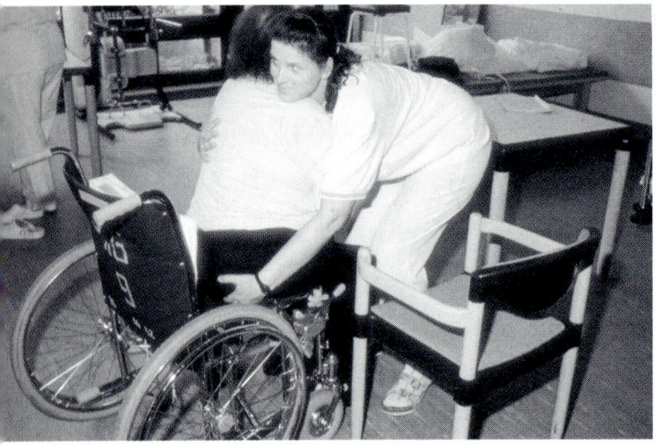

- Patient bleibt in der Vorlage.

- Der betroffene Fuß wird so aufgestellt, daß die Ferse etwas in Richtung der Drehbewegung zeigt.

- Pflegeperson setzt den Patienten durch eine gemeinsame Drehbewegung über die betroffene Seite mit Schwung um, ohne daß der Patient sich dabei aufrichten muß.

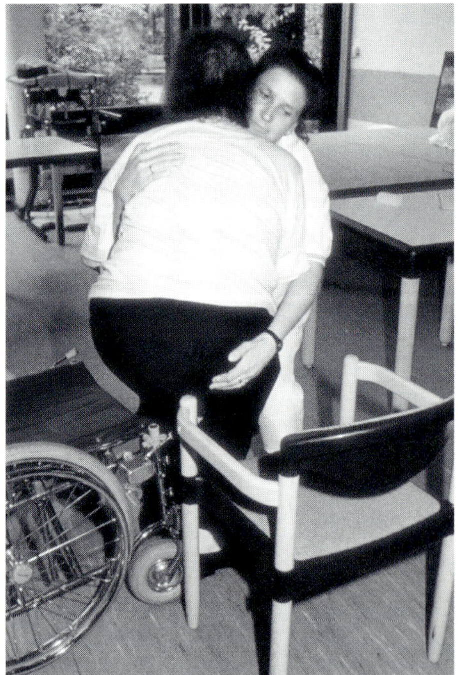

D.2.2 Transfer Stuhl - Bett
(eine Pflegeperson)

⮥ Sobald der Patient vorne am Bettrand
sitzt, sichert Pflegeperson den Sitz, indem
sie das betroffene Knie gebeugt gegen
ihre Oberschenkel bringt.

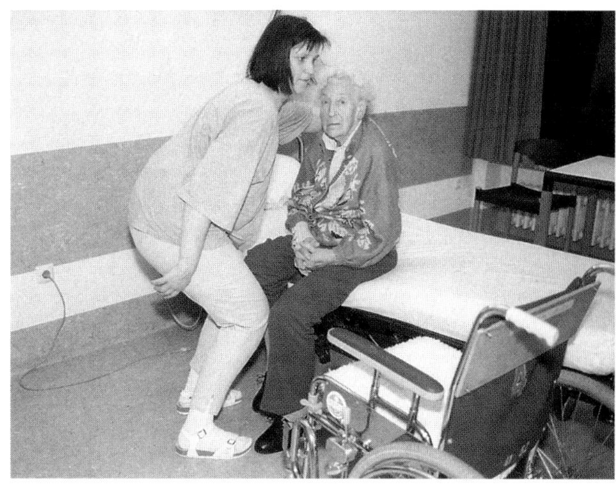

⮥ Das Gesäß des Patienten wird durch
seitliche Gewichtsverlagerung im
Schinkengehen nach hinten gebracht bis
die Kniekehlen an der Bettkante sind
(siehe Kapitel A, Abschnitt 1.5).

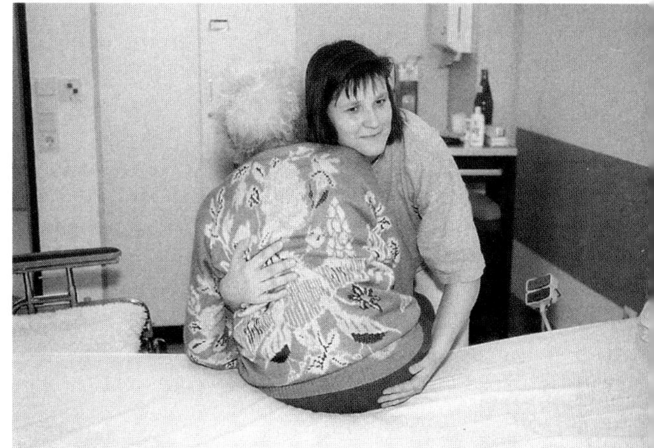

D.2.3 Passives Handling,
(zum Stuhlauswechseln)
(zwei Pflegepersonen)

⇝ Patient siehe »Körperachse beim Aufstehen«.

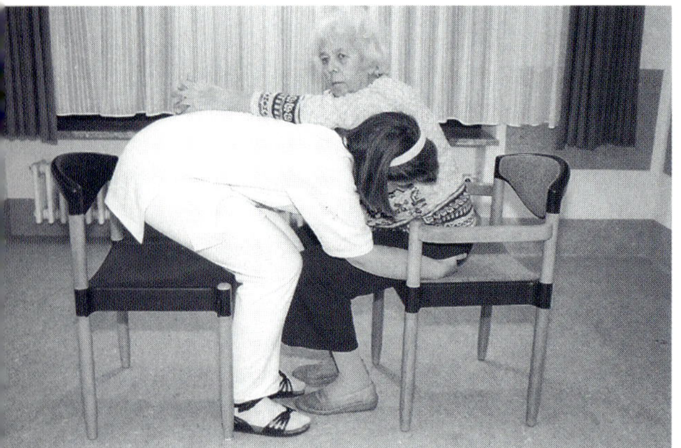

⇝ Pflegeperson steht vor dem sitzenden Patienten und hat hinter sich einen Stuhl stehen.

⇝ Pflegeperson sichert das Knie des Patienten, beugt sich weit vor und legt sich die gefalteten Hände des Patienten über ihre Schultern.

⇝ Pflegeperson legt eine Hand auf den Rücken des Patienten, die andere Hand unter die betroffene Gesäßseite.

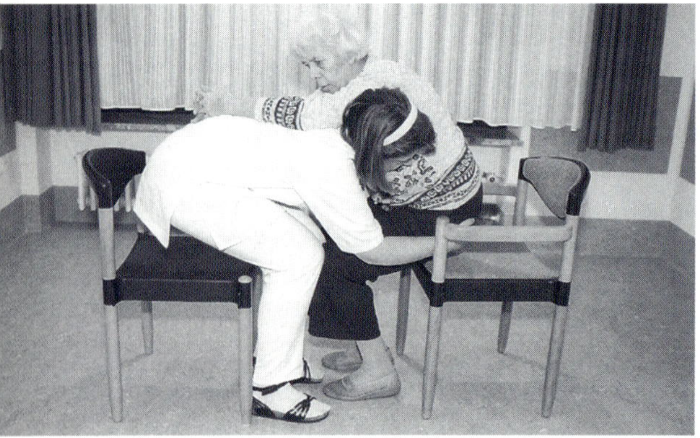

⇝ Indem die Pflegeperson ihr Gewicht nach hinten verlagert und sich auf den Stuhl setzt, wird der Patient zum Stehen gebracht.

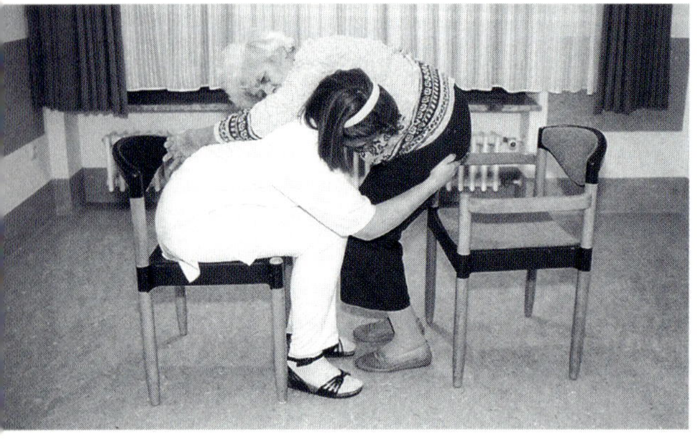

⇝ Jetzt kann die zweite Pflegeperson die Stühle austauschen bzw. die Hose des Patienten hochziehen.

E Zurücksetzen im Stuhl

E.1 Aktives Handling

↪ Siehe Kapitel A, Abschnitt 1.5

E.2 Passives Handling

E.2.1 Passives Handling (eine Pflegeperson)

↪ Siehe »Körperachse beim Aufstehen«.

↪ Pflegeperson steht vor dem Patienten.

↪ Patient beugt sich weit nach vorn.

↪ Pflegeperson greift mit dem Baggergriff über den Rücken des Patienten unter das Gesäß.

↪ Durch Gewichtsverlagerung der Pflegeperson nach hinten wird das Gesäß des Patienten leicht angehoben und durch gleichzeitigen Druck gegen die Knie wird der Patient nach hinten verlagert.

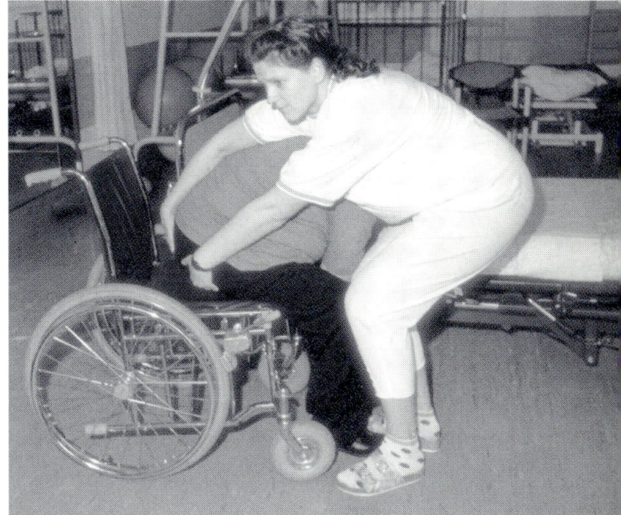

↪ Bei hypotonen Patienten stabilisiert die Pflegeperson den Rumpf des Patienten mit ihren Armen, indem sie ihre Hände seitlich unter das Gesäß des Patienten führt.

F Gehen mit dem Patienten

F.I Schuhwerk

- Am besten eignen sich Schuhe, die den Fuß fest umschließen (keine Sandalen oder Pumps).
- Möglichst breite, flache Absätze.
- Um das Gehen zu unterstützen, sollte die Sohle gut rutschen (Ledersohle, Gummiabsatz).
- Keine Turnschuhe!
- Klettverschluß oder Einhänderschleife (siehe Seite 61).

F.II Fußbandage (Wickelung über dem Schuh)

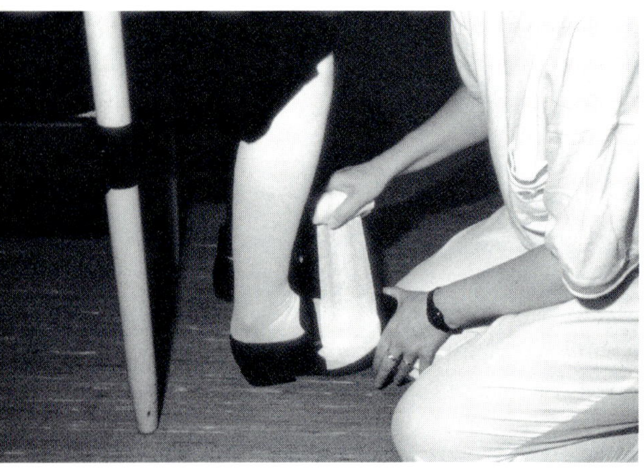

- Patient sitzt im festen Stuhl (oder Rollstuhl).
- Pflegeperson kniet vor dem Patienten.
- Betroffener Vorfuß wird gegen das Knie der Pflegeperson gestellt, die Ferse bleibt am Boden (Fuß in Funktionsstellung).
- Nun wird eine feste Binde von der Außenkante zur Innenkante einmal um den Vorfuß gewickelt (Befestigungstour).

Wichtig

**Die Wickelung direkt am Fußgelenk anlegen,
da sie u. a. dazu dient,
das Fußgelenk zu stabilisieren.**

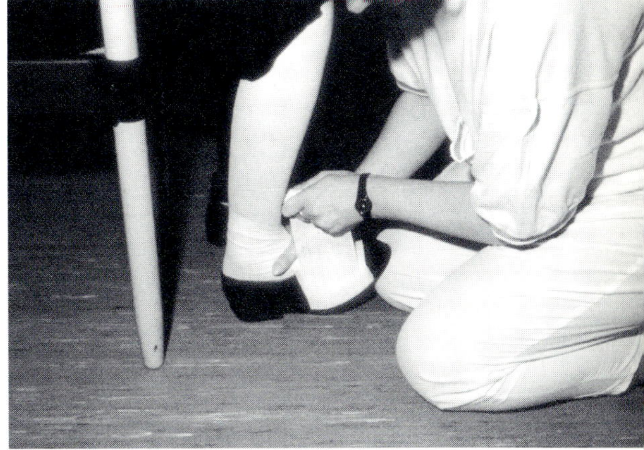

↪ Um Fußgelenk und Schuh wird nun in Achtertouren gewickelt, wobei die Pflegeperson jedes Mal an der Außenkante des Schuhs einen Zug nach außen oben ausübt. Gegenhalt bietet der Gabelgriff am Fußgelenk.

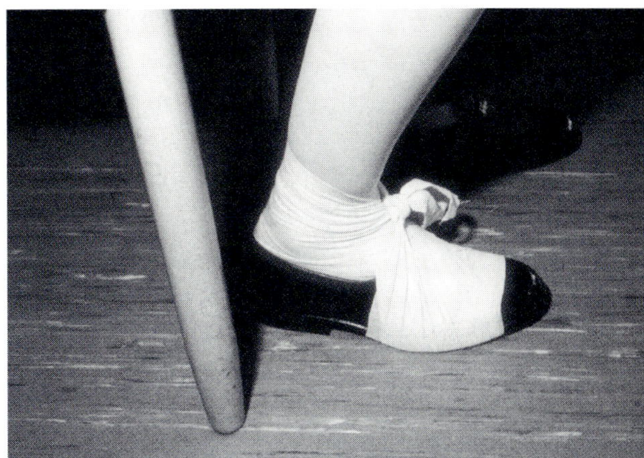

F.III   Gehen mit dem Patienten

↪ Patient steht aufrecht. Pflegeperson steht auf der betroffenen Seite neben dem Patienten.

↪ Pflegeperson legt beide Hände um die Hüften des Patienten.

↪ Zuerst verlagert der Patient sein Gewicht auf das betroffene Bein und macht einen Schritt mit dem nicht betroffenen Bein.

↪ Das Gewicht wird dann auf die nicht betroffene Seite übernommen, so daß der betroffene Fuß ohne Kraftanstrengung vorgebracht werden kann (kein Kommando »Fuß heben«).

Grundsatz

Die Lagerung muß an die individuellen Probleme des Patienten angepaßt werden. Die Lagerung soll je nach Wunsch des Patienten früher oder später verändert werden. Auch kurze Lagerungszeiten sind für Patienten therapeutisch wertvoll. Gerade am Anfang ist es wichtig, den Patienten langsam an die Lagerung zu gewöhnen.

G Lagerung

Lagerungshilfsmittel: 3 große Kopfkissen (möglichst Federkissen)
1 keines Kopfkissen
1 – 2 Bettgitter

G.I Lagerung auf die betroffene Seite (eine Pflegeperson)

➥ Patient liegt nahe an der Bettkante auf der betroffenen Seite, Hände gefaltet, Beine angewinkelt. Kopfkissen sollte nur unter dem Kopf liegen und ausreichend Unterstützung bieten.

G.I.1 Oberkörperlagerung

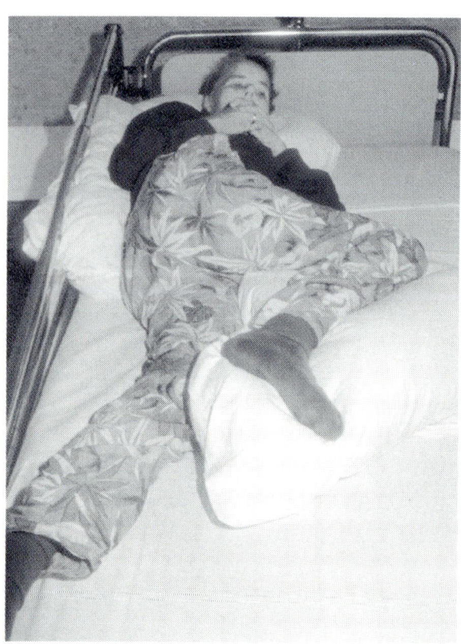

➥ Ein Kissen, nicht zu dick, mit Anlehnungscharakter wird nun an den Rücken des Patienten gesteckt, Bettgitter wird hochgezogen, Patient kann sich anlehnen. Zwischenräume werden mit den Kissen ausgefüllt.

G.I.2 Beinlagerung

➥ Pflegeperson greift mit einer Hand an den betroffenen Oberschenkel oberhalb des Knies. Die andere Hand liegt am Gesäß (nicht betroffene Seite).

➥ Durch leichten Zug am Oberschenkel und Gegendruck am Gesäß wird das betroffene Bein parallel zur Bettkante gebracht.

➥ Betroffenes Bein ist in der Hüfte gestreckt, im Knie leicht gebeugt. Nicht betroffenes Bein wird angewinkelt und von der Hüfte bis zum Fuß auf ein bzw. zwei große Kissen gelagert. Durch die Position des Kissens wird auch das betroffene Bein in der Hüftstreckung gehalten.

G.I.3 Schulterblatt

↪ Pflegeperson steht vor dem Patienten. Patient löst die Hände und stützt sich falls möglich mit der nicht betroffenen Hand im Bett ab, so daß er seinen Oberkörper leicht anhebt und die Pflegeperson leichter mit einer Hand unter der betroffenen Achsel hindurch an das betroffene Schulterblatt greifen kann. Patient legt nicht betroffene Hand auf die Hüfte. Pflegeperson legt die andere Hand auf das Brustbein des Patienten, um Gegenhalt zu bieten. Durch leichtes Vorziehen der Hand unter dem betroffenen Schulterblatt und entsprechendem Druck auf das Brustbein wird das Schulterblatt nach vorne bewegt.

G.I.4 Armlagerung

↪ Arm sollte in Außenrotation und möglichst über 90° abgewinkelt, gestreckt gelagert werden. Hand geöffnet, Handfläche nach oben (niemals über die Schmerzgrenze, Anpassung an den Patienten). Evtl. Kissen o. ä. als Orientierung unterhalb des Armes legen (nicht unter den Arm). Sollte das betroffene Handgelenk über die Bettkante hinausragen, muß es durch entsprechende Hilfsmittel unterlagert werden. Der Arm sollte nicht mit einer Decke abgedeckt sein, sondern im Blickfeld des Patienten und der Pflegeperson bleiben.

G.I.5 Kopflagerung

↪ Zum Schluß wird die Lagerung des Kopfes nochmals korrigiert. Das Kissen soll so modelliert werden, daß der Nacken gut abgestützt und die Schulter entlastet ist. Die Lagerung soll für den Patienten bequem sein. Das Kopfteil des Bettes bleibt auf jeden Fall flachgestellt.

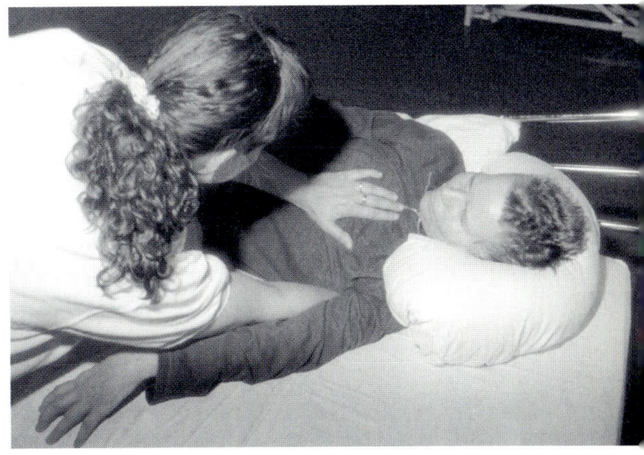

! **Kontrollgriff**

Pflegeperson kontrolliert mit ihrer flachen Hand, ob das Schulterblatt stufenlos am Thorax anliegt.

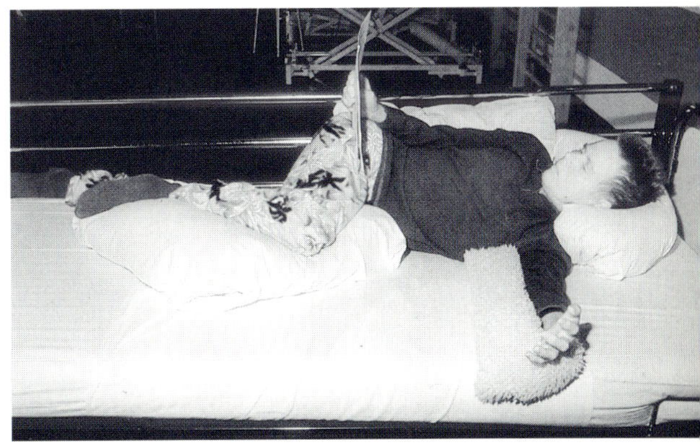

G.II Lagerung auf die nicht betroffene Seite (eine Pflegeperson)

Patient liegt auf der nicht betroffenen Seite mit gefalteten Händen und angewinkelten Beinen.

G.II.1 Beinlagerung

Patient streckt das nicht betroffene Bein, Pflegeperson lagert das angewinkelte betroffene Bein von der Hüfte bis zum Fuß auf ein oder zwei Kissen.

G.II.2 Armlagerung

⇀ Patient löst die gefalteten Hände – der nicht betroffene Arm liegt nach Wunsch des Patienten.

⇀ Pflegeperson greift mit der einen Hand unter den betroffenen Arm, dabei dient ihr Unterarm als Schiene, mit der anderen Hand bewegt Pflegeperson das betroffene Schulterblatt nach vorn (Normalstellung des Schulterblattes als Ziel).

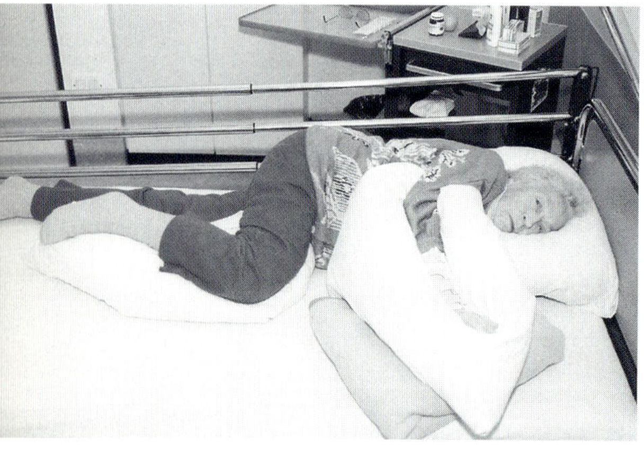

⇀ Diese Stellung wird gehalten, bis der Arm auf das vorbereitete Kissen (Schiffchen) gelagert werden kann. Das Kissen wird anmodelliert und gibt Halt und Unterstützung bis in die Achsel hinein. Der Arm wird leicht nach außen rotiert, möglichst über 90° abgewinkelt und im Ellenbogen leicht gebeugt gelagert.

⇀ Zur Orientierung nach vorn und als Halt gegen die Bauchlage legt die Pflegeperson gegebenenfalls ein Kissen oder einen Teil der Decke an den Bauch des Patienten (Bauchbremse).

⇀ Patienten, die dazu neigen, sich in die Rückenlage zu drehen werden durch ein dickes Kissen im Rücken in der Seitenlage gehalten.

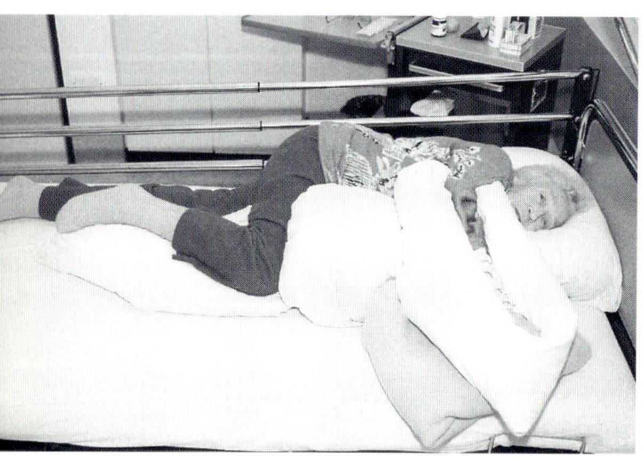

G.II.3 Kopflagerung

⇀ Nach Wunsch des Patienten wird die Kopflage korrigiert. Die Hochlagerung des Kopfes wird durch Kissen erreicht. Eine zu starke Unterlagerung des Kopfes ist hierbei nicht erwünscht, um eine Annäherung an das spastische Muster zu vermeiden.

G.III Lagerung auf dem Rücken, (eine Pflegeperson)

Wichtig:
Diese Lagerung sollte so wenig wie möglich angewandt werden, da der therapeutische Wert sehr gering ist.

1. Variante:

Patient liegt auf dem Rücken mit gefalteten Händen. Auf der betroffenen Seite muß genügend Platz für die Lagerungskissen sein. Pflegeperson steht an der betroffenen Seite des Patienten.

Kopfkissen liegt unter dem Kopf, um Kopf und Nacken gut abzustützen.

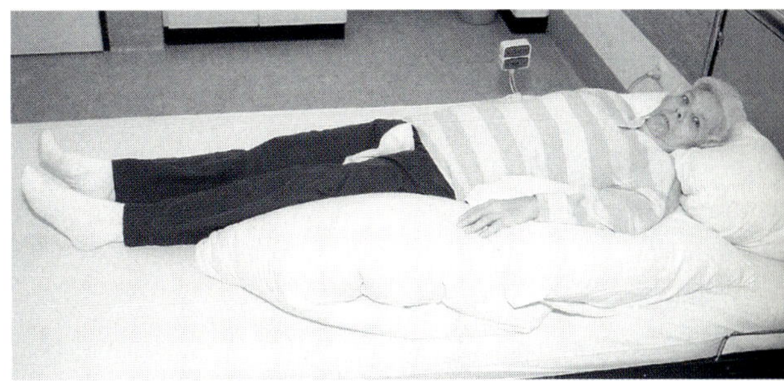

2. Variante:

Für die Lagerung von Kopf und Schultergürtel werden zwei als »Schiffchen« geformte Kissen wie ein umgekehrtes »V« zusammengelegt.

Es ist wichtig, daß das Kissen zur Lagerung der betroffenen Seite zu oberst liegt. Zur Unterstützung des Kopfes kann ein weiteres Kissen verwendet werden. (siehe Skizze)

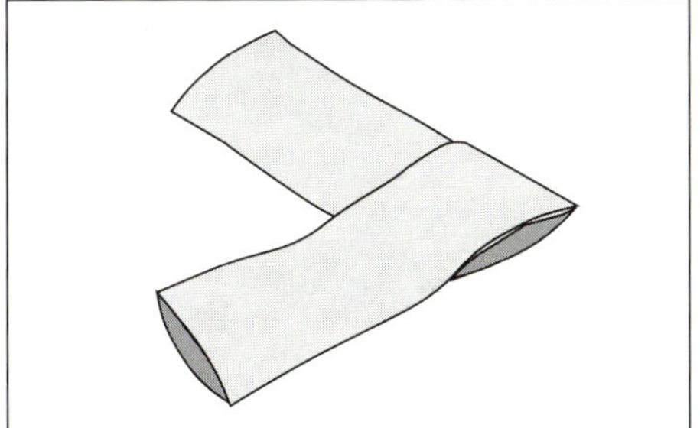

G.III.1 Lagerung des Beckens

- Pflegeperson winkelt das betroffene Bein an und fixiert es mit dem Gabelgriff, bewegt den Patienten von der Hüfte her zu der nicht betroffenen Seite. Nun legt Pflegeperson ein dünneres Kissen unter die betroffene Hüfte, so daß die betroffene Seite vom LWS-Bereich bis zum Oberschenkel unterstützt ist und ein Zipfel des Kissens zwischen den Oberschenkeln herausragt. Hierdurch soll das betroffene Bein in Mittelstellung gehalten oder korrigiert werden.
- Es darf kein Druck auf die Fußsohlen ausgeübt werden (z. B. durch Bettende oder Fußkiste).

G.III.2 Lagerung der Schulter

- Pflegeperson zieht einen Zipfel des Kopfkissens unter die betroffene Schulter und legt den betroffenen Arm ausgestreckt und mit leichter Außenrotation auf ein Kissen.

41

G.IV   Langsitz im Bett
(eine Pflegeperson)

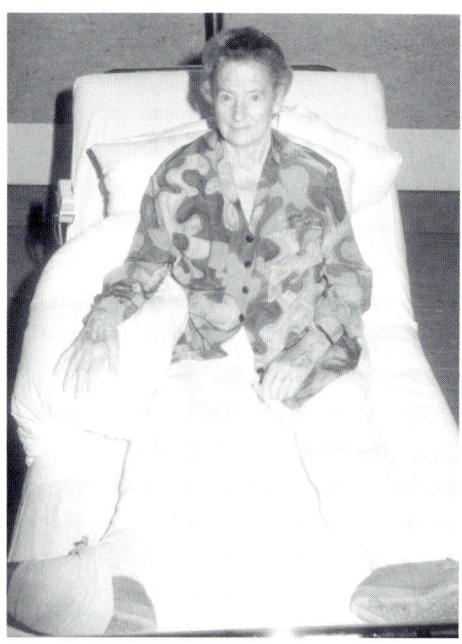

- Patient liegt mit gefalteten Händen auf dem Rücken.

- Die Beine des Patienten werden leicht gespreizt gelagert.

- Pflegeperson bringt den Patienten mit dem Baggergriff zum Sitzen. Die Richtung der Aufwärtsbewegung geht über die betroffene Seite.

- Der Oberkörper wird vor der Mittellinie gehalten, so daß das Gesäß den hintersten Punkt bildet.

- Das Kopfteil wird so weit wie möglich hochgestellt.

- Die Lagerung des Rumpfes wird durch Kissen stabilisiert (s. Lagerung am Tisch.)

- Der betroffene Arm wird auf einem Kissen oder z. B. auf einem Bettisch gelagert.

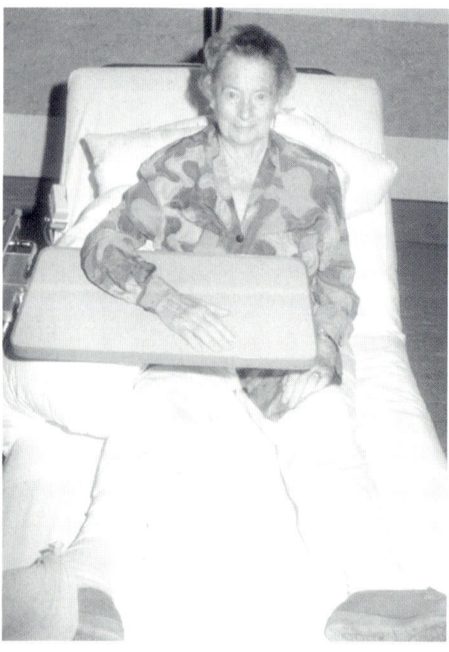

G.V   Sitz am Tisch

⮑ Patient sitzt im festen Stuhl mit Seitenlehnen, beide Füße stehen parallel und fest auf dem Boden, Hüfte und Knie sind 90° gebeugt (auf entsprechende Sitzhöhe achten!)

⮑ Beide Unterarme liegen auf dem Tisch, so daß die Ellenbogen unterstützt sind, der Oberkörper ist vor der Mittellinie, das Gesäß bildet den hintersten Punkt.

⮑ *Der Einsatz von Kissen* orientiert sich an der individuellen Problematik des Patienten: Ein festes Kissen im Lendenbereich unterstützt die Aufrichtung und die Vorlage des Rumpfes. Ein Kissen vor dem Bauch des Patienten verbessert die Orientierung nach vorn und gibt Stabilität für den Rumpf.

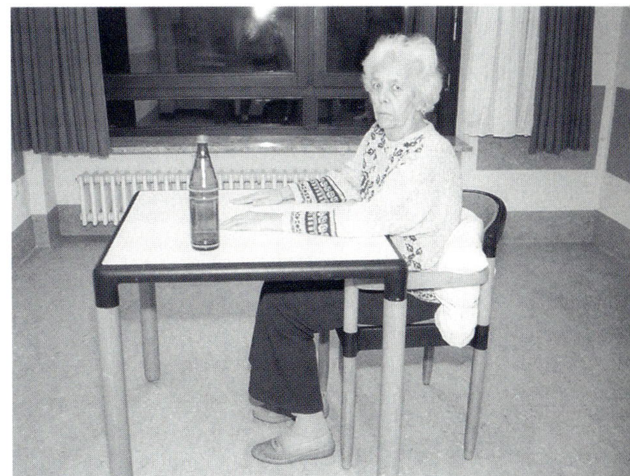

⮑ Bei deutlicher Asymmetrie des Schultergürtels (z. B. wenn die betroffene Schulter deutlich tiefer steht) ist es günstig, ein zweites Kissen zwischen Patienten und Stuhllehne zu stecken.

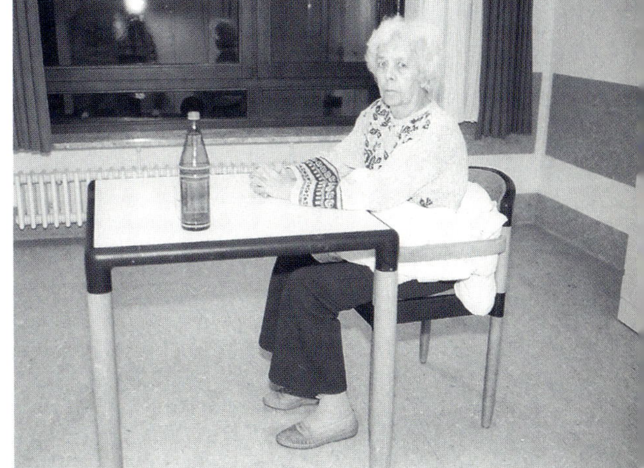

H   Aufstehen vom Fußboden (z. B. nach Sturz) (zwei Pflegepersonen)

➜ Patient sitzt auf dem Fußboden bzw. wird zum Langsitz gebracht. Hände gefaltet, Oberkörper wird vor die Mittellinie gebracht.

➜ Sitzgelegenheit*) – nicht zu hoch – befindet sich hinter dem Patienten.

➜ Pflegepersonen befinden sich rechts und links vom Patienten.

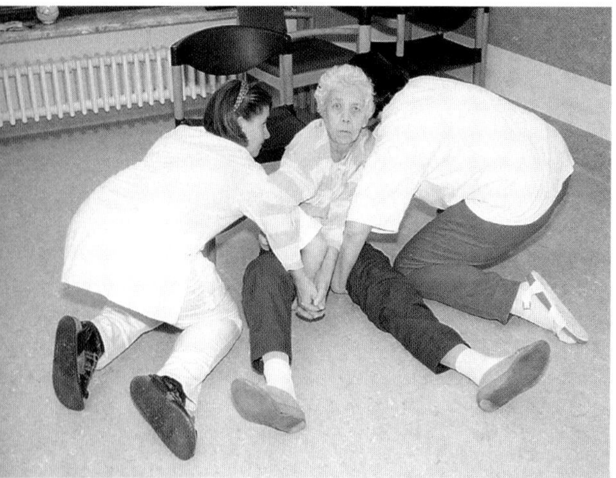

➜ Pflegepersonen greifen (durch Gewichtsverlagerung des Patienten) mit der dem Patienten zugewandten Hand von innen unter den Tuber ischiaticum (Sitzbeinhöcker) des Patienten, die andere Hand stützt sich auf dem Stuhl ab.

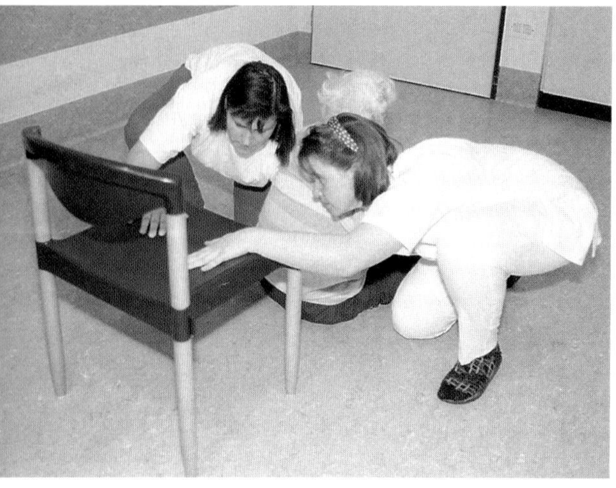

*) Je nach Körpergröße des Patienten kann zuerst auch ein niedriges Sitzmöbel (z. B. Fußbänkchen, Hocker) verwandt werden

➥ Das dem Patienten zugewandte Bein der Pflegeperson kniet auf dem Fußboden, der Vorfuß sollte aufgestellt sein. Das andere Bein wird gebeugt (Startposition). Pflegepersonen beugen sich soweit nach vorn, bis die Oberarme seitlich am Thorax des Patienten, unterhalb der Schulterblätter, liegen.

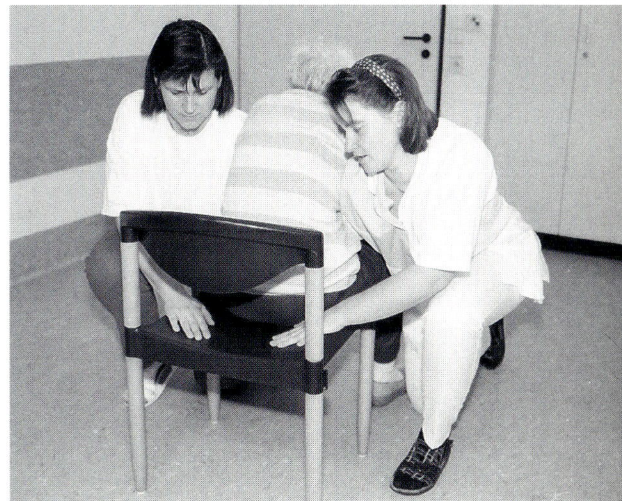

➥ Pflegepersonen geben gleichmäßig starken Druck gegen den Thorax des Patienten, so daß sich das Gesäß leicht vom Boden abhebt.

➥ Pflegepersonen verlagern ihr Gewicht nach vorne oben und setzen den Patienten auf das vordere Drittel des Stuhles.

J Waschen, Zähneputzen und Kämmen des Patienten

unter Anwendung des Handlings und der Lagerung nach dem Bobath-Konzept

> **!** Die hier beschriebenen Abläufe zeigen grundsätzliche Möglichkeiten
> der Anwendung des Bobath-Konzeptes.
> Bei der Planung und Durchführung
> müssen die individuellen Probleme, Ressourcen und Bedürfnisse des Patienten
> zusätzlich in die Handlung einbezogen werden.

J.I Waschen des Patienten am Waschbecken

J.I.1 Vorbereitung

⇀ Richten der Waschutensilien auf der betroffenen Seite.

⇀ Angemessene Sitzgelegenheit auswählen: Fester Stuhl, in der Regel mit Seitenlehnen,
Sitzhöhe beachten.

⇀ Die Art des Transfers richtet sich nach der Mobilität des Patienten.

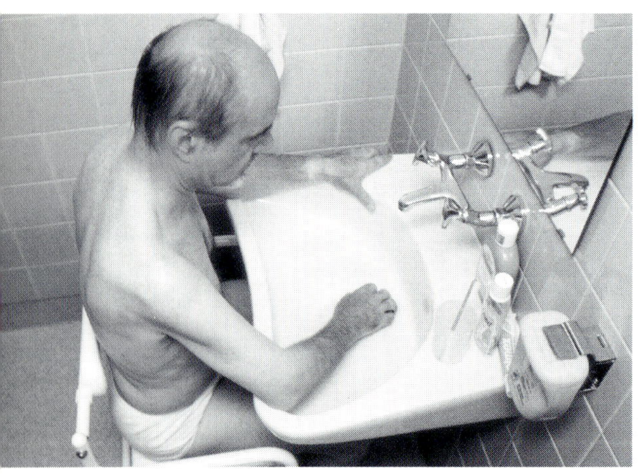

Lagerung am Waschbecken

⇀ Patient sitzt so nahe am Waschbecken,
daß der betroffene Arm bis zum
Ellenbogen darin gelagert werden kann.

⇀ Beide Füße stehen fest und parallel auf
dem Boden.

J.1.2 Vorgehensweise

Oberkörper

⇀ Wenn möglich, stellt der Patient die Waschutensilien auf der betroffenen Seite selbst bereit.

⇀ Der betroffene Arm wird auf einem Handtuch auf dem Schoß des Patienten gelagert. (Die
Seife kann auf einem feuchten Waschlappen im Waschbecken abgelegt werden.
Kordelseife oder Seifenspender können als Alternative angeboten werden.)

⇀ Patient dreht mit der nicht betroffenen Hand den Wasserhahn auf, zuerst kalt, dann warm.

⇀ Patient faltet seine Hände und legt den betroffenen Arm in das Waschbecken.

46

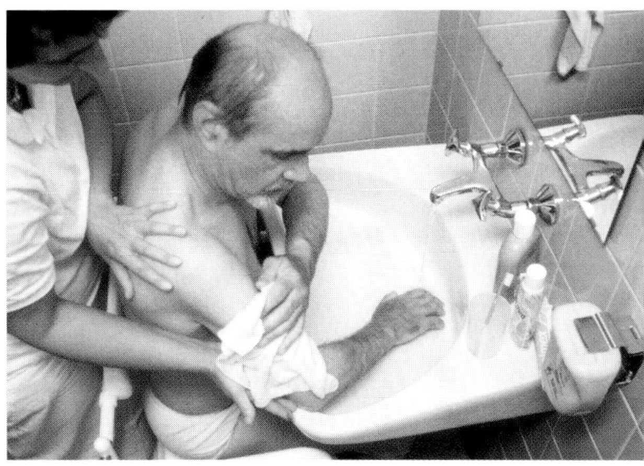

- Patient wäscht mit der nicht betroffenen Hand Gesicht, Hals, Ohren, den betroffenen Arm, Brust und Bauch und trocknet sich danach ab.

- Zum Waschen des nicht betroffenen Armes den eingeseiften Waschlappen auf den Rand des Waschbeckens legen und den gesamten Arm durch leichte Drehbewegungen darüber führen. Kann der Patient die Achselhöhe nicht selbst auswischen, wird dies von der Pflegeperson übernommen.

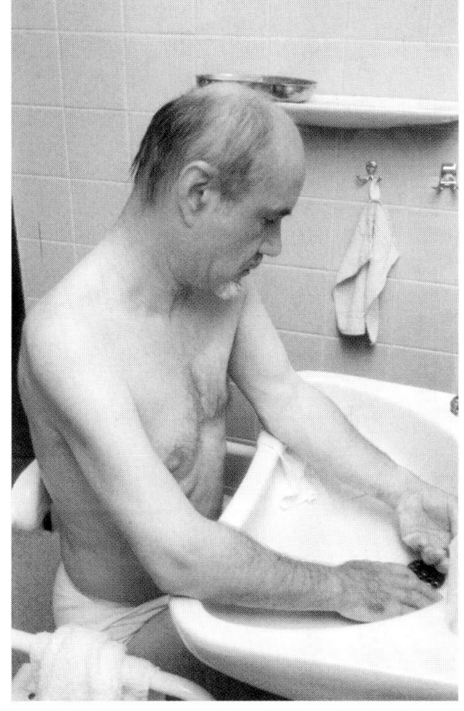

- Danach wird der Arm abgespült und abgetrocknet, dabei kann das Handtuch auf dem Schoß liegen.

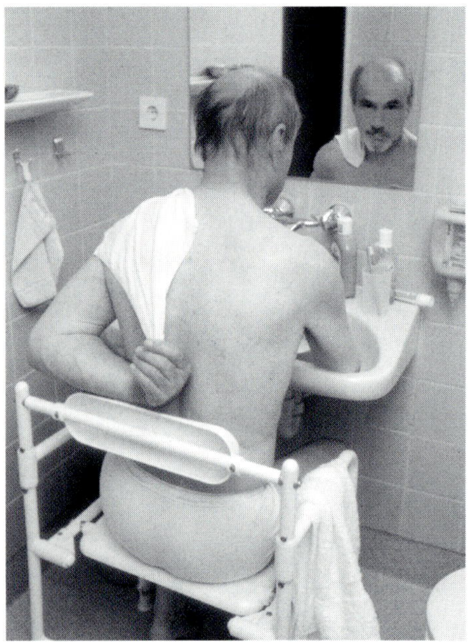

↪ Der Rücken wird gewaschen, indem ein größerer Waschlappen (z. B. Gästetuch) auf die Schulter gelegt und mit dem nicht betroffenen Arm von hinten diagonal über den Rücken gezogen wird, nacheinander linke und rechte Schulter und ebenso abtrocknen.

↪ Wasserhähne mit der nicht betroffenen Hand zudrehen (erst warm, dann kalt). Hände falten und auf den Schoß legen.

Intimbereich

↪ Pflegeperson zieht den Stuhl weit genug nach hinten, um dem Patienten Platz zum Aufstehen zu schaffen. Dabei dient der Waschbeckenrand zur Orientierung für die gefalteten Hände.

↪ Pflegeperson steht auf der betroffenen Seite, gibt die Hilfe beim Aufstehen und Stehen des Patienten, die er benötigt.

↪ Patient löst die gefalteten Hände, betroffener Arm hängt nach unten, mit der nicht betroffenen Hand wäscht der Patient den Intimbereich.

↪ Falls der Patient den Intimbereich nicht waschen kann, bleiben die Hände gefaltet und die Pflegeperson übernimmt das Waschen. Kann der Patient nicht stehen, wird der Unterkörper von der Pflegeperson im Bett gewaschen.

Beine und Füße

➥ Patient sitzt mit gefalteten Händen auf dem Stuhl.

➥ Der Patient stellt das nicht betroffene Bein etwas zur Mittellinie.

➥ Der Patient umfaßt mit gefalteten Händen das betroffene Knie, hebt das betroffene Bein an und schlägt es über das nicht betroffene.

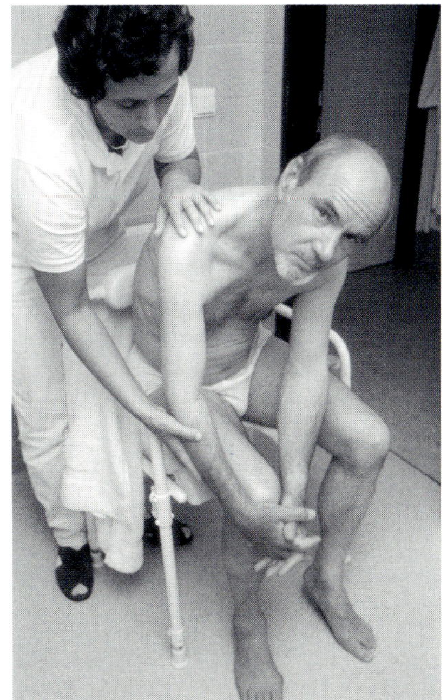

➥ Patient löst die Hände, der betroffene Arm hängt seitlich am Körper nach unten, mit der nicht betroffenen Hand wird das betroffene Bein gewaschen und abgetrocknet.

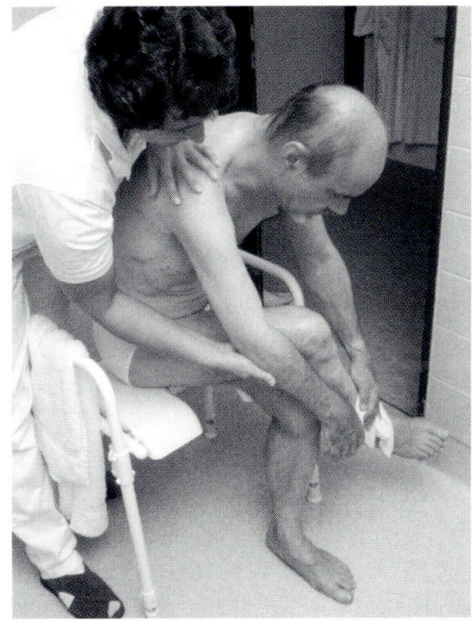

➥ Mit gefalteten Händen wird das betroffene Bein zurückgeführt.

➥ Anschließend wird das nicht betroffene Bein übergeschlagen, gewaschen und abgetrocknet.

➥ Trägt der Patient Anti-Thrombose-Strümpfe, werden die Beine vor dem Aufstehen von der Pflegeperson gewaschen und die Strümpfe im Bett angezogen.

J.II   Zähneputzen

⤳ Lagerung des Patienten am Waschbecken wie beim Waschen.

⤳ Der Patient kann während des Zähneputzens seinen Arm auf dem Schoß lagern.

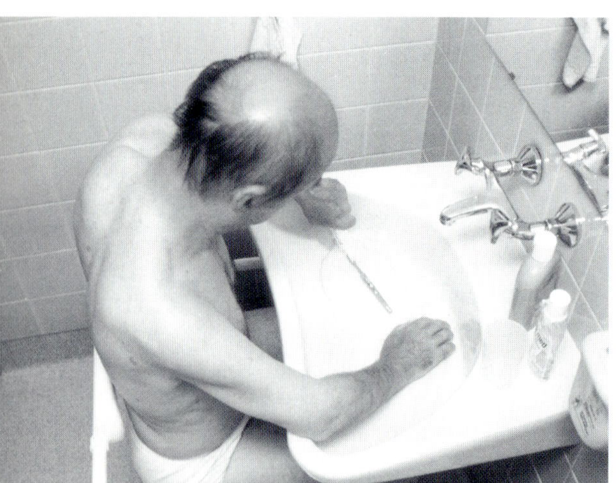

⤳ Pflegeperson steht auf der betroffenen Seite, Utensilien auf der betroffenen Seite bereitlegen, Zahnbürste z. B. auf einen nassen Waschlappen legen, Auftragen der Zahnpasta mit der nicht betroffenen Hand.

⤳ Sofern der Patient eine Zahnprothese trägt, legt er diese auf einen feuchten Waschlappen in das Waschbecken.

⤳ Patient bürstet seine Zähne/Prothesen mit der nicht betroffenen Hand und spült die Prothese unter Wasser ab (Alternative: Bürste mit Saugnäpfen im Waschbecken befestigen und Prothesen reinigen).

⤳ Patient spült seinen Mund aus.

⤳ Wenn die betroffene Hand Haltefunktion übernehmen kann, sollte diese genutzt werden, z. B. zum Halten der Zahnpastatube beim Aufdrehen und der Zahnprothese beim Reinigen.

J.III   Kämmen

⤳ Patient sitzt oder steht vor dem Spiegel

⤳ Kamm und Bürste auf der betroffenen Seite bereitlegen.

⤳ Pflegeperson steht auf der betroffenen Seite oder hinter dem Patienten.

⤳ Nach Möglichkeit kämmt der Patient sich selbst oder Pflegeperson gibt Hilfestellung. (Die Benutzung des Spiegels kann bei Patienten mit neuropsychologischen Störungen irritierend wirken.)

K An- und Auskleiden des Patienten

unter Anwendung des Handlings und der Lagerung nach dem Bobath-Konzept

> **!** Die hier beschriebenen Abläufe zeigen grundsätzliche Möglichkeiten
> der Anwendung des Bobath-Konzeptes.
> Bei der Planung und Durchführung
> müssen die individuellen Probleme, Ressourcen und Bedürfnisse des Patienten
> zusätzlich in die Handlung einbezogen werden.

K.I Ankleiden des Patienten

K.I.1 Vorbereitung

→ Kleidungsstücke möglichst vom Patienten auswählen lassen und/oder mit ihm gemeinsam aus dem Schrank holen.

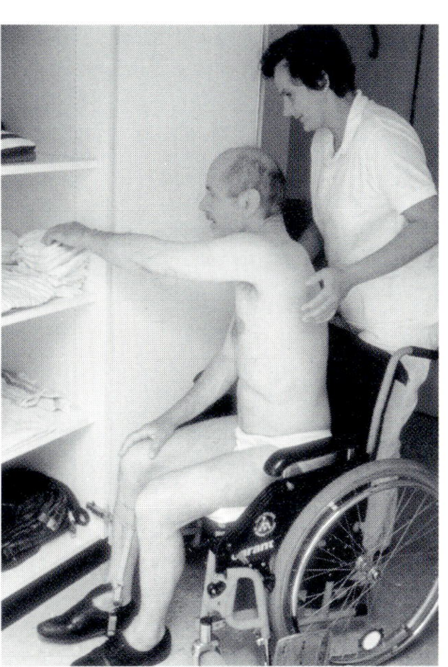

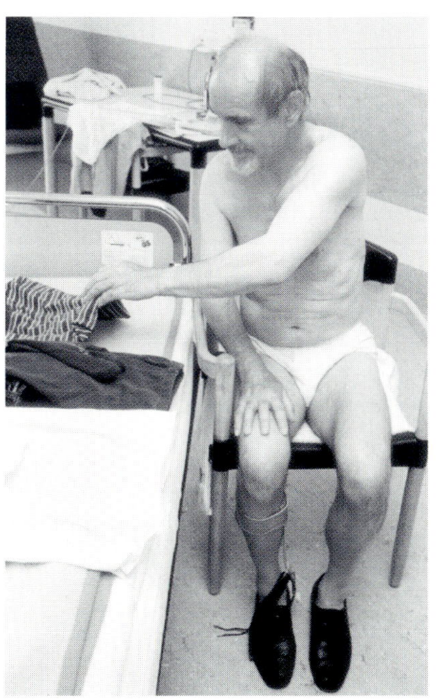

→ Patient sitzt so im festen Stuhl, daß er seine Kleidung über die betroffene Seite erreichen kann.

⮑ Bei einigen Patienten ist es aufgrund ihrer individuellen Probleme ratsam, die Ablagemöglichkeit der Kleidung vor ihnen zu schaffen.

Ausgangsstellung

⮑ Patient sitzt auf der vorderen Stuhlhälfte, Füße stehen parallel und fest auf dem Boden. Der betroffene Arm liegt auf dem Oberschenkel.

K.I.2   Vorgehensweise

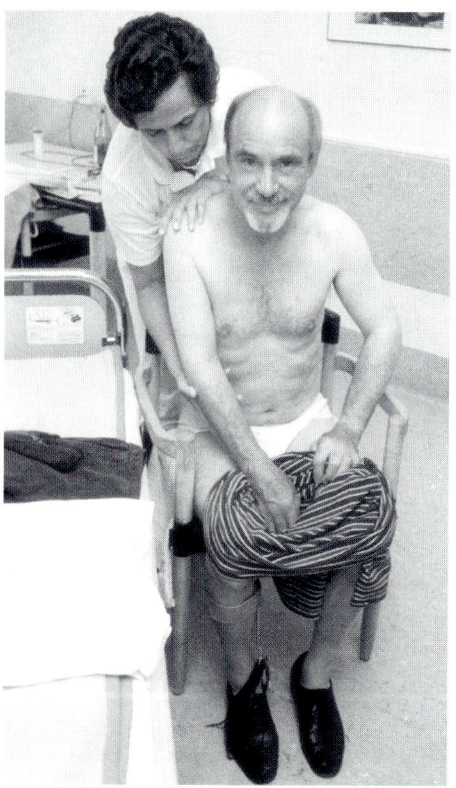

Unterhemd/T-Shirt/Pullover,

⮑ Patient legt mit der nicht betroffenen Hand das Unterhemd so auf die Unterschenkel, daß das Rückenteil oben liegt (Halsausschnitt kniewärts).

⮑ Patient rafft das Hemd vom Saum bis zum Armloch der betroffenen Seite auf und legt es so zwischen die leicht auseinandergestellten Oberschenkel, daß ein »Nest« entsteht.

⮑ Der Saum wird so um die Knie gelegt, daß das Hemd nicht wegrutschen kann.

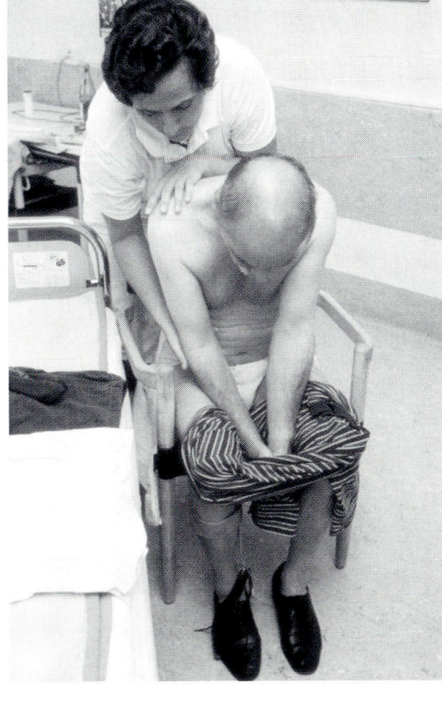

↪ Patient beugt sich mit gefalteten Händen nach vorne, dabei wird die betroffene Hand durch das »Nest« in das Armloch geführt.

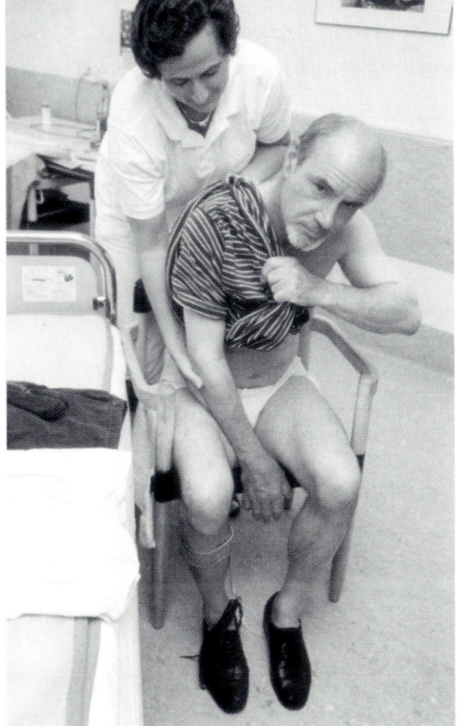

↪ Hände werden gelöst, und die nicht betroffene Hand zieht das Hemd über den Arm bis auf die Schulter (der Sitz muß eventuell nochmals korrigiert werden). Der Oberkörper bleibt nach vorne geneigt.

↪ Nun schlüpft der nicht betroffene Arm in das andere Ärmelloch und zieht das Hemd über den Kopf nach unten.

↪ Der Sitz der Kleidungsstücke kann am besten korrigiert werden, wenn der Oberkörper in Vorlage ist und der Arm ausgestreckt nach unten hängt. Die Korrektur der Kleidungsstücke ist auch im Stand z. B. nach dem Hochziehen der Hose möglich.

Eventuell fällt es dem Patienten leichter, ein Hemd mit Ärmeln zu benutzen, da die einzelnen Öffnungen besser zu unterscheiden sind.

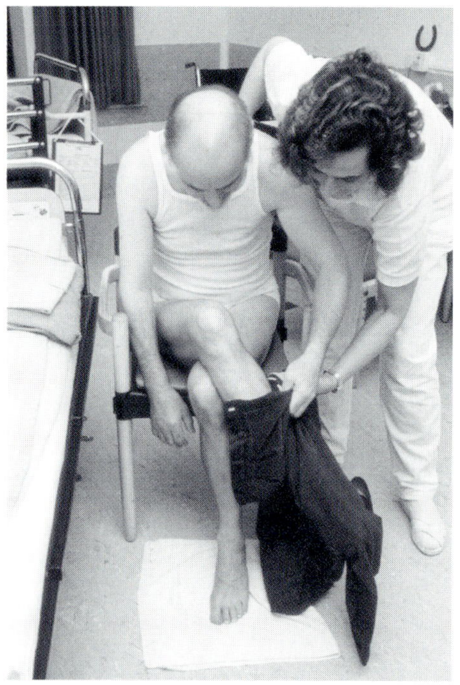

Unterhose/Hose

⟿ Das nicht betroffene Bein wird etwas zur Mittellinie gestellt.

⟿ Das betroffene Bein wird mit gefalteten Händen über das nicht betroffene Bein geschlagen. Hände lösen, betroffener Arm hängt ausgestreckt neben dem Oberschenkel.

⟿ Unterhose/Hose wird über den betroffenen Fuß hochgezogen bis zum Knie.

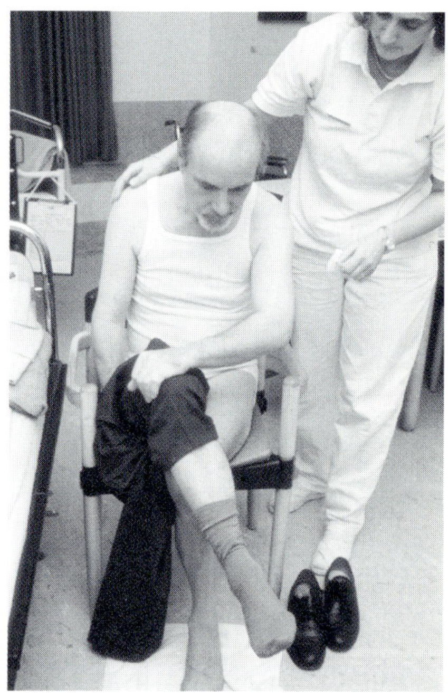

⟿ Hände falten, Knie umfassen, Unterhose/Hose dabei festhalten und betroffenes Bein auf den Boden stellen. Patienten, die aufgrund ihrer individuellen Probleme ihr nicht betroffenes Bein nicht bis in Kniehöhe anheben können, sollten versuchen, die Hose und Unterhose auf dem Boden liegen zu lassen, um so in das Hosenbein zu schlüpfen.

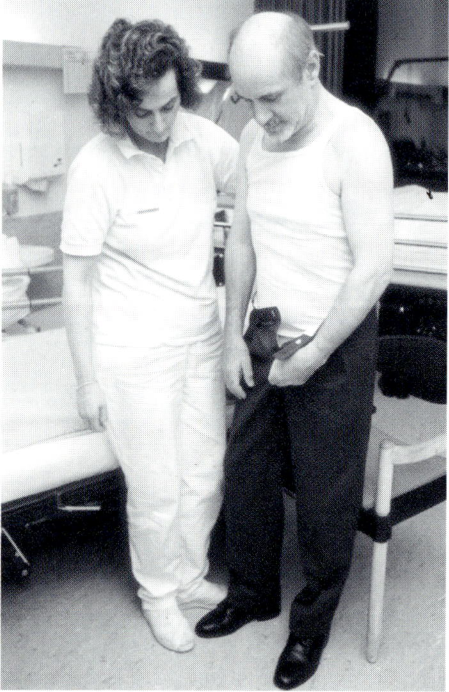

- Hände lösen, betroffener Arm hängt ausgestreckt seitlich nach unten.
- Der Bund der Unterhose/Hose wird so gedehnt, daß das nicht betroffene Bein hineinschlüpfen kann. Der Hosenbund wird über beide Knie gezogen.
- Patient steht mit gefalteten Händen auf und hält dabei die Unterhose/Hose fest, ggf. Unterstützung durch Pflegeperson.
- Patient zieht die Unterhose/Hose hoch, ggf. Unterstützung durch Pflegeperson.
- Aufstehen ist nur barfuß oder mit Schuhen erlaubt.

Socken/Schuhe

- Beinüberschlag wie bei der Unterhose beschrieben. Das Bündchen der Socke wird mit den Fingern so weit gespreizt, daß es sich über die Zehen ziehen läßt.
- Danach wird die Socke hochgezogen.
- Patient nimmt den Schuh, der auf der nicht betroffenen Seite steht, zieht ihn an und verschließt ihn z. B. mit Einhänderschleife oder durch

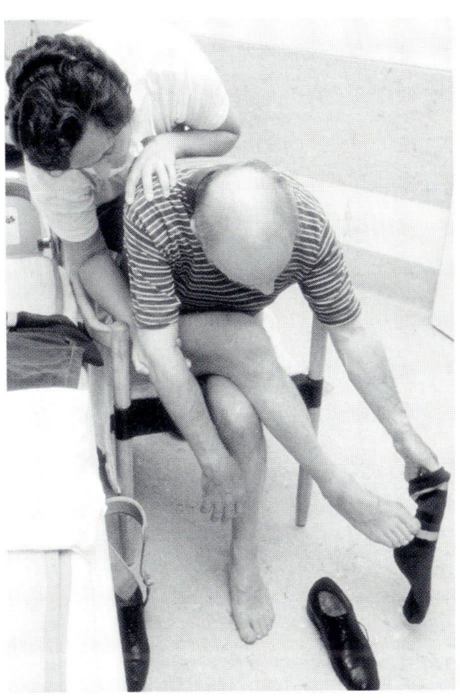

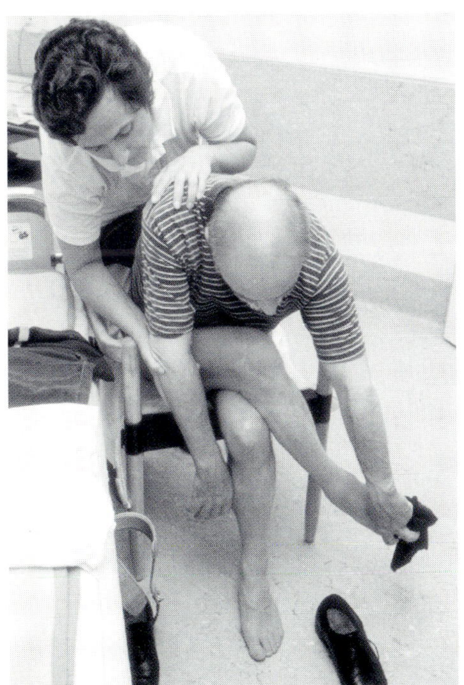

Klettverschluß. Alternative: Slipper oder Schuhe mit elastischen Schnürbändern.

- Das übergeschlagene Bein wird mit gefalteten Händen auf den Boden gesetzt.
- Jetzt wird das andere Bein überschlagen, und Socken und Schuhe wie oben angezogen.

K.II Auskleiden des Patienten

K.II.1 Vorbereitung und Ausgangsstellung siehe Kapitel K.I »Ankleiden des Patienten«

K.II.2 Vorgehensweise

Pullover/T-Shirt/Unterhemd

↪ Patient bringt seinen Oberkörper in leichte Vorlage.

↪ Patient greift mit der nicht betroffenen Hand über die Schulter an den Halsausschnitt und zieht den Pullover/T-Shirt/das Unterhemd über den Kopf aus.

↪ Patient zieht den nicht betroffenen Arm aus dem Armloch, danach den betroffenen Arm.

Hose/Unterhose/Schuhe/Socken

↪ Patient steht mit gefalteten Händen auf.

↪ Patient öffnet mit der nicht betroffenen Hand die Hose und streift sie über das Gesäß nach unten, danach oder gleichzeitig die Unterhose.

↪ Patient setzt sich wieder auf den Stuhl, stellt das betroffene Bein mit gefalteten Händen etwas zur Mittellinie und schlägt das nicht betroffene Bein über.

↪ Patient zieht den Schuh und die Socke aus und stellt das nicht betroffene Bein zurück.

↪ Patient streift jetzt das Hosenbein/Unterhose über den Fuß bzw. zieht den Fuß aus dem Hosenbein heraus.

↪ Patient schlägt das betroffene Bein mit gefalteten Händen über das nicht betroffene, zieht Schuh und Socke aus und streift das Hosenbein/Unterhose über den Fuß.

L Im Text verwendete Begriffe, Grundstellung und Handlings

L.I Hände falten

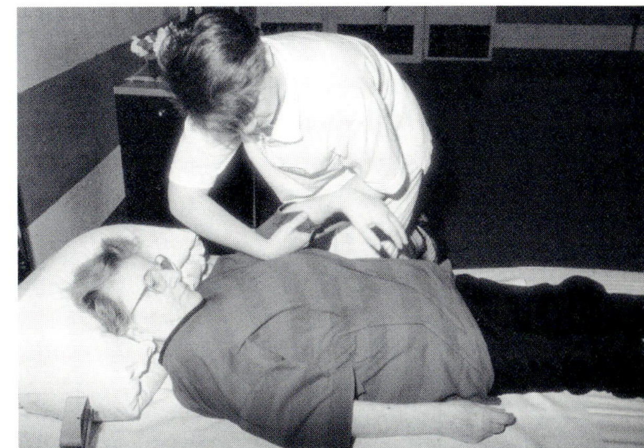

- Pflegeperson steht seitlich auf der betroffenen Seite.
- Sie greift von innen an den betroffenen Arm etwas oberhalb des Ellenbogens und führt ihn mit leichter Außendrehung zur Körpermitte.

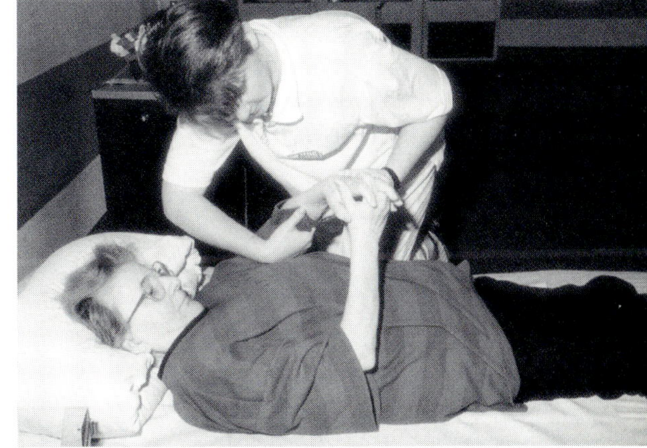

- Der Patient wird aufgefordert, die Finger der nicht betroffenen Hand in Höhe der Grundgelenke einzufädeln und zwar so, daß der Daumen der betroffenen Hand oben liegt.

L.II Grundstellung A
für den Lagewechsel im Bett oder Gesäß anheben

‿ Patient liegt mit gefalteten Händen bis zum Abschluß des Vorgangs auf dem Rücken.

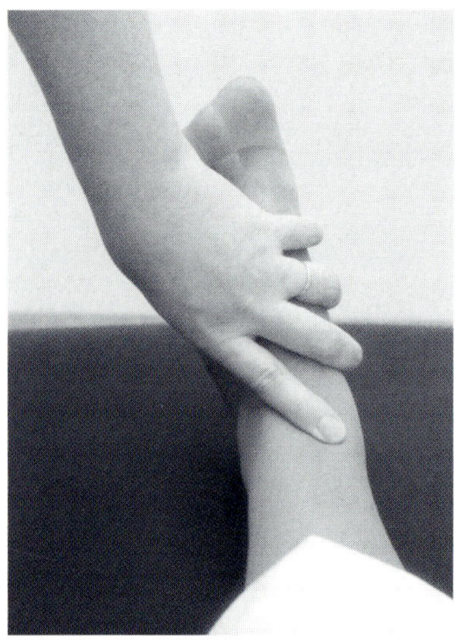

‿ Pflegeperson steht seitlich in Fußhöhe auf der betroffenen Seite.

‿ Eine Hand der Pflegeperson umfaßt den Fußrücken der betroffenen Seite, Daumen liegt am Außenrist.

‿ Pflegeperson bringt den Fuß in Funktionsstellung (Fußaußenkante hochgezogen)

‿ Die andere Hand liegt unter dem Oberschenkel des Patienten, um das Gewicht des Beines abzunehmen, bis der betroffene Fuß aufgestellt ist.

‿ Der betroffene Fuß wird aufgestellt bis Fußspitze und Knie eine Linie bilden.

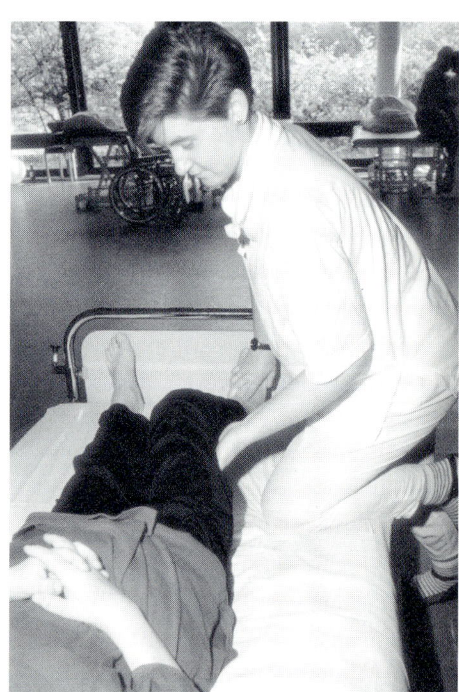

➥ Der Fuß wird durch den Gabelgriff in Höhe des Fußgelenkes gehalten.

➥ Pflegeperson umschließt den Oberschenkel des Patienten oberhalb des Knies, so daß der Oberschenkel in der Achselhöhle der Pflegeperson liegt.

➥ Der Patient wird aufgefordert, das nicht betroffene Bein anzustellen.

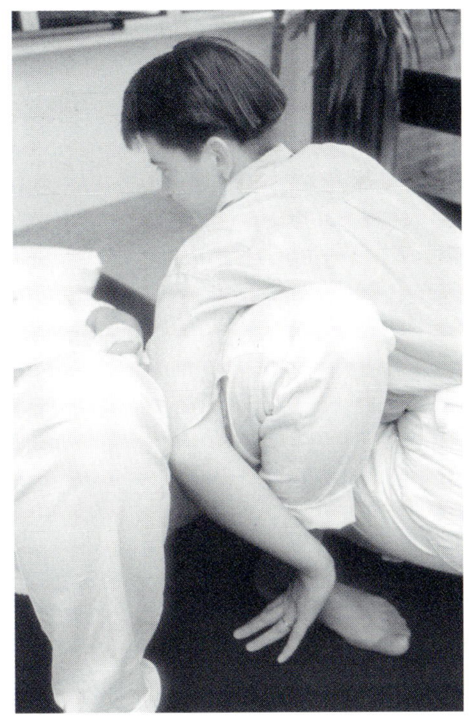

L.III   Gabelgriff

➥ Pflegeperson spreizt den Daumen einer Hand ab und gibt mit dem Daumen und Zeigefinger dem Sprunggelenk einen Halt.

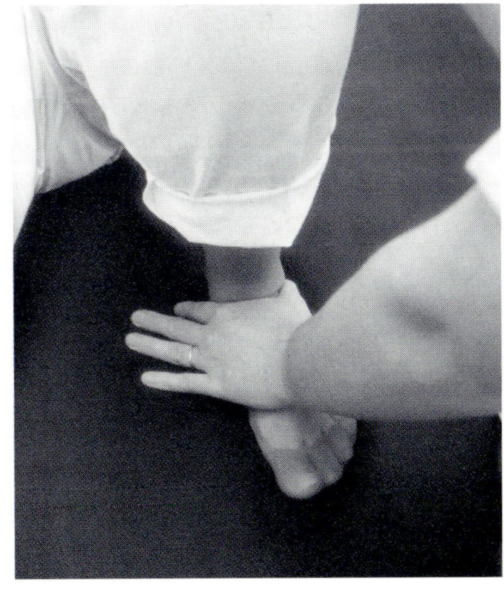

L.IV Baggergriff
(am Beispiel Verlagerung des Oberkörpers des Patienten im Bett in Rückenlage)

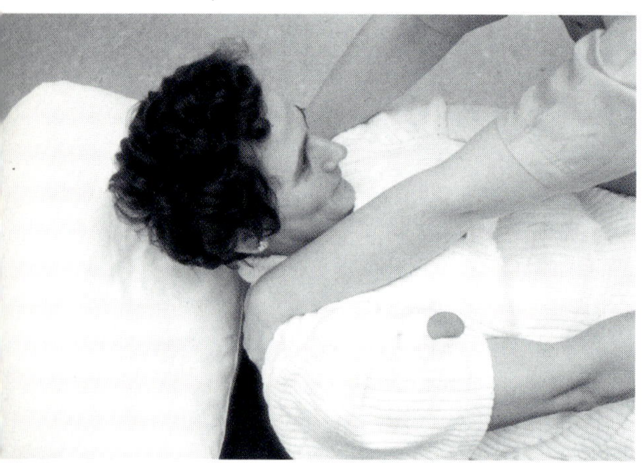

➥ Pflegeperson greift mit gestreckten Armen, maximal gebeugten Handgelenken und gestreckten Fingern von vorne über die Schulterhöhe nach hinten an das Schulterblatt des Patienten. Patient wird aufgefordert, den Kopf zu heben.

L.V Körperachse beim Aufstehen

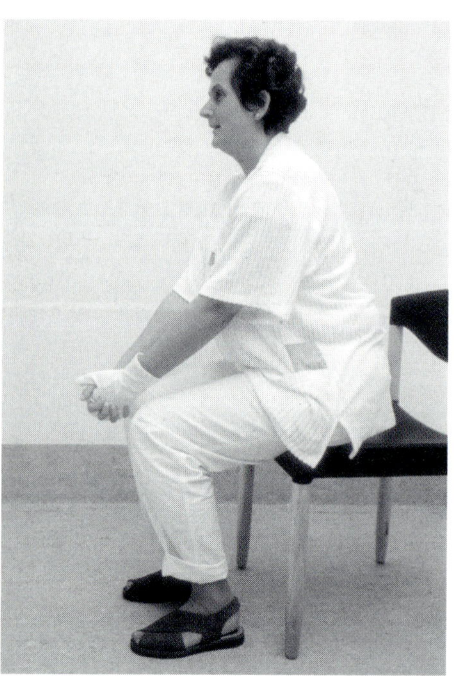

➥ Patient sitzt auf der vorderen Stuhlhälfte.

➥ Patient hat die Hände gefaltet.

➥ Füße stehen fest und parallel auf dem Boden etwa hüftbreit auseinander.

- Knie werden so weit gebeugt, daß sie mit den Fußspitzen eine Linie bilden.

- Dann wird der Oberkörper des Patienten so weit in Vorlage gebracht, daß die Schultern, Knie und Fußspitzen eine gerade Linie bilden (im Lot sind).

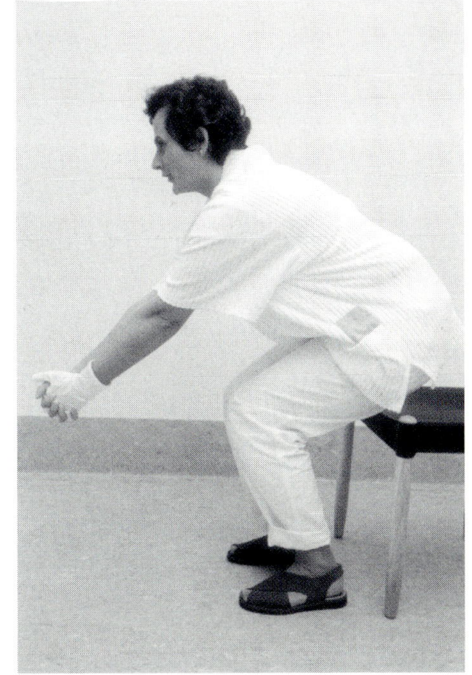

L.VI   Schuh-Schnür- und Binde-Technik für Einhänder

Einfädeln

Für rechtshändiges Schuhbinden mit einem Knoten über dem rechten unteren Loch beginnen (für linksseitiges Binden kommt der Anfangsknoten über das linke untere Loch). Der Schnürsenkel wird von oben in die nächste Öse gesteckt. Die weitere Verlaufsrichtung des Bandes von einem Loch zum anderen ist jeweils oben waagerecht und unten diagonal. Zuletzt wird das Schuhband noch ein zweites Mal durch das obertse Loch von unten nach oben gesteckt. Dieses zweimalige Durchstecken durch die letzte Öse gibt schon einen gewissen Halt und erübrigt manchmal das Binden.

Diese Art der Einfädeltechnik ist für Hirngeschädigte leichter, denn sie können in der gewohnten Richtung von der Fußspitze zum Bein hin nachziehen (kein Umlernen).

Binden

Einen Bogen legen; dann eine Schleife unter dem obersten Querband so durchstecken, daß sie über dem gelegten Bogen wieder heraus kommt. Schlaufe zur Seite hin fest ziehen, aus der der Endfaden hing.

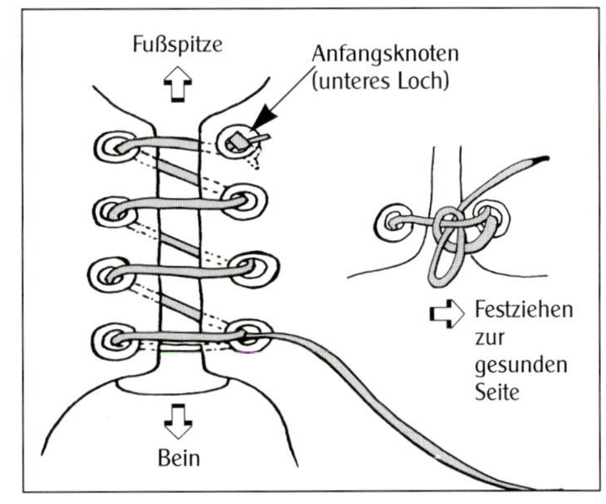

M Das Bobath-Konzept

H. P. Meier-Baumgartner, Albertinen-Haus Hamburg, Medizinisch-Geriatrische Klinik und Tagesklinik

Mit freundlicher Genehmigung des Steinkopff-Verlages, Darmstadt; Zeitschrift für Gerontologie, 1987, Nr. 20, S. 377 ff.

Zusammenfassung

Im vorliegenden Artikel wird die neurophysiologische Grundlage und der Behandlungsansatz des Bobath-Konzeptes dargestellt. Dieses Konzept verlangt großen Einsatz von Therapeuten und Patienten. Es ist ein Konzept, das, weil es so frei ist, sehr schwer zu erlernen ist. Es basiert auf den beiden Säulen Hemmung und Bahnung. Als 24-Stunden-Konzept muß es allen Mitgliedern des Rehabilitationsteams in seinen Grundsätzen bekannt sein. Es verlangt sehr viel Zeit, Geduld und Einsatz, sowohl vom Patienten wie vom Therapeuten.

Kompromisse müssen immer wieder auf beiden Seiten gemacht werden. Dennoch sollte es bei jedem Patienten versucht werden: Es gibt ihm die Möglichkeit, trotz eines irreversiblen Schadens im ZNS analog der Entwicklung einer kindlichen Motorik zu einer möglichst intakten Sensomotorik, zu möglichst intakter neuropsychologischer Verarbeitung und Wahrnehmungen und zu einem möglichst intakten Mechanismus der Haltungseinnahme und ihrer Bewahrung zu kommen.

Einleitung

1941 beobachtete Frau Dr. h. c. Bobath, daß ein hemiplegischer Patient bei bestimmten Bewegungen oder Stellungen spastischer wurde und bei anderen sich die Spastizität wiederum reduzierte. Diese Beobachtung war etwas Neues, denn das Wissen, daß Spastizität eine variable Größe ist, die durch die Stellung oder Bewegung beeinflußbar ist, war damals überhaupt noch nicht vorhanden.

Aus dieser Entdeckung heraus entwickelte die Krankengymnastin Frau Bobath zusammen mit ihrem Mann, dem Arzt Dr. K. Bobath, ein empirisches Konzept, dessen zwei Säulen Beeinflussung des Tonus und Bahnung von Bewegung sind.

Das Bobath-Konzept beinhaltet keine Übungen, und es ist rein spekulativ. Der einzige Beweis für seine Richtigkeit ist seine Verbreitung, die Akzeptanz durch die Patienten und Therapeuten.

Dr. K. Bobath sagt dazu: »Die einzige Antwort auf die Frage, ob das, was sie tun, das richtige für den Patienten ist, ist die Reaktion des Patienten auf das, was sie tun. Behandlung, wie Erziehung, wie Leben, ist eine konstante Interaktion. Das Wichtige ist, daß wir im Laufe der 40 Jahre absichtlich davon abgesehen haben, eine Methode zu schaffen. Wir nennen es heute noch ein Konzept, und wir lernen täglich.«

Neurophysiologische Grundlage

Als Grundlage für das Konzept hat
Dr. K. Bobath im Laufe der Jahre eine neurophysiologische Betrachtung erarbeitet, deren
wesentlichste Aspekte hier wiedergegeben
werden.

A Die Funktionsweise des Gehirns

1 Das Gehirn ist ein Organ der Perzeption
und Integration, d. h., es ist nicht nur
Aufgabe des Gehirns, in sich eine
Leistung zu vollbringen, sondern es ist
vor allem Aufgabe des Gehirns, die Reize
aus der Umgebung und aus dem
eigenen Körper wahrzunehmen, sie zu
verarbeiten und darauf zu reagieren.
Dieser Reaktionsmechanismus wird
speziell beim Menschen durch seine
eigene psychische Energie, seinen
Willen, seinen Intellekt beeinflußt.

2 Das Hirn wirkt als Einheit. Die einzelnen
Abschnitte sind nach ihrer Entstehung
hierarchisch geordnet. Phylogenetisch
neue Abschnitte hemmen ältere in ihrer
Aktivität, Hemmung ist dabei eine aktive
Leistung.

3 Das Gehirn kann, solange es lebt, lernen.
Dies wird Plastizität genannt. Das ZNS
hat die Möglichkeit, sich zu reorgani-
sieren und verlorene Funktionen neu zu
entwickeln. Üben einer Funktion heißt
für das ZNS, die Übermittlung an der
Synapse wird für diese Funktion
erleichtert. Die Plastizität schließt
ebenfalls ein, daß neue Synapsen
gebildet werden oder daß eine bisher
unbenutzte Hirnregion die Funktion
einer zerstörten Region übernimmt.

B Die Bewegung

Der klassische Schlaganfall zeigt als Haupt-
merkmal einen halbseitigen Ausfall der
Motorik, der als Hemiplegie bezeichnet wird.
Bisher wurde angenommen, daß dies auf
den Ausfall des ersten Motoneurons zurückzuführen ist. Die Bewegungsstörung ist aber,
wie heute bekannt ist, nur zu einem ganz
kleinen Teil auf die Läsion der Pyramidenbahn zurückzuführen. Die Area 4, der
Ursprung der Pyramidenbahn, ist gewissermaßen nur der Auslöser einer Willkürbewe-
gung, die im Gehirn schon programmiert ist
und die auf automatischen Gesetzen, wie z.
B. dem Gesetz der reziproken Innervation,
beruht und die immer nach einem für den
Menschen typischen Muster (sog. Pattern)
durchgeführt wird.

Bewegung ist also nicht Übertragung eines
Befehls an einzelne Muskelgruppen, sondern Auslösung eines für den Menschen
typischen Bewegungsmusters (z. B. zugrei-
fen, aufstehen, gehen.)

Die Bewegung eines Körperteils gegen einen
anderen bzw. die Bewegung des ganzen
Körpers im Raum setzt zudem eine Haltung
voraus. Haltung wiederum setzt einen Tonus
voraus. Haltung und Tonus sind gewissermaßen die Voraussetzung und Begleitung
der Bewegung, in keinem Fall ein Gegensatz
zur Bewegung. Soll eine Bewegung sinnvoll
sein, muß sich dabei die Haltung des Körpers dauernd anpassen. Dieser Mechanismus, auf den Willkürbewegungen angewie-
sen sind, sollen sie selektiv und funktionell
sein, wird im Bobath-Konzept Mechanismus
der Haltungseinnahme- und bewahrung
genannt. Das heißt, ein Körper kann im
Raum eine Haltung einnehmen bzw. das

Gleichgewicht bei Veränderung seiner eigenen Stellung, der Stellung einzelner Körperteile oder der Veränderung des Raumes bewahren. Der adäquate Reiz dazu ist die Schwerkraft. Die Rezeptoren dazu sind die Propriorezeptoren, vor allem im Nackengebiet, und der vestibuläre Apparat. Die Augen können als Kompensatoren wirken. Der Mechanismus funktioniert durch vier Regelkreise, die hierarchisch geordnet sind und die in der Phylogenese des Menschen entstanden und in seiner Ontogenese neu erlernt werden.

Es handelt sich um die vier Niveaus: spinale Reflexe, statisch-tonische Reflexe, Stellreaktionen und Gleichgewichtsreaktionen. Das Konzept geht davon aus, daß das neuere Niveau gewissermaßen dem alten übergestülpt wird und dieses hemmt bzw. integriert. Je höher das Niveau ist, je differenzierter ist seine Leistung. Als weitere Voraussetzung für eine Bewegung, nebst einer intakten motorischen Bahn, muß die Sensorik intakt sein. Sensorik und Motorik ergänzen sich gegenseitig so stark, daß man nur von Sensomotorik sprechen sollte. Alle sensorischen Impulse, auch Input genannt, müssen im Gehirn dank den sog. neuropsychologischen Funktionen integriert, d. h. analysiert und synthetisiert, werden. Sie werden dann in der Regel als Motorik, als Antwort, sichtbar.

Die Perzeption durch Auge, Ohr, Geschmack, Geruch, Propriorezeptoren ist wichtig für die Orientierung des Körpers im Raum, zur Wahrnehmung der Umgebung, aber auch zur Perzeption, zur Wahrnehmung des eigenen Körpers. Der Mensch muß also einerseits die Umgebung wahrnehmen, andererseits sich selbst im Raum wahrnehmen. Bildlich gesprochen muß die Sensorik im Gehirn ein Abbild der Umwelt und ein Abbild des eigenen Körpers entwerfen.

Dieses Bild kommt zustande, indem das Gehirn dauernd mit Informationen versehen wird. Der Informationsfluß ist so groß, daß er, wenn der Mensch sich konzentrieren will, eingeschränkt werden muß. Das heißt zum Beispiel, zur besseren Wahrnehmung des eigenen Körpers müssen die Augen geschlossen werden. Was dabei entsteht, ist nicht ein konstantes Bild im Zerebrum, sondern dieses Bild wechselt wie ein Film mit jeder Bewegung. Der Mensch nimmt die Bewegung wahr dank dem taktil-kinästhetischen Sinn. Er lernt das Gefühl einer Bewegung, d. h. die Sensibilität leitet die Motorik. Zudem werden die Sensoren durch die Zentrale dauernd so stimuliert oder gehemmt, daß sie in dem dem Reiz entsprechenden Empfangsbereich sind (z. B. die Pupille, die Gehörschwelle und die Gamma-Innervation). Daraus sollte klargeworden sein, daß es keine von der Sensorik losgelöste Motorik gibt, sondern daß das Bobath-Konzept nur von Sensomotorik spricht. Das, was sichtbar ist, die selektive Bewegung, ist nur ein kleiner Teil eines großen Mechanismus, der völlig unbewußt und unbemerkt die Bewegung leitet. Die Bewegungen, die selektiv durchgeführt werden, wurden im Lauf der Phylogenese und in der kindlichen Entwicklung erlernt. Geleitet und stimuliert durch alles, was das Konzept Input, Reiz auf das Individuum, nennt, lernt jedes Lebewesen, sich in der Umgebung situationsgerecht zu bewegen.

Man denke daran, wie das Kind lernt, die Augen zu fixieren, den Kopf zu heben, wie aus den Massenbewegungen ein Drehen, Sitzen, Stehen, aus dem Greifreflex ein In-die-Hand-nehmen wird, wie das Kind gehen lernt, das Gleichgewicht erworben wird.

C Die Hemiplegie

Kommt es nun zu einem Schlaganfall, d. h. fällt ein Stück aus dem Gehirn aus, so ist das, als wenn eine Bombe in die Telefonzentrale einer großen Stadt gefallen wäre. Einerseits kommt es zur lokalen Störung, d. h. eine spezifische Leistung fällt aus wie z. B. die Sprache oder die Bewegung der Hand. Zusätzlich zur lokalen Störung kommt es aber auch zu einer Gesamtdesintegration des Gehirns, d. h. die ganze Hirnleistung an sich ist gestört. Sowohl Haltung wie Tonus, die reziproke Innervation, die Gleichgewichtsreaktion, alles, was der Mensch im Laufe seiner Kindheit erworben hat, kann ausgefallen sein. Ihr Ausfall führt zur Enthemmung früher physiologischer, jetzt pathologischer Reflexe. Hauptsyndrom dieser Enthemmung ist die Spastizität mit den assoziierten Reaktionen und den sogenannten Massenbewegungen. Zu dieser Enthemmung kann der Verlust der Sensibilität kommen.

Zusammen mit der Spastizität verunmöglicht dies die selektive Bewegung. Das Gefühl für den Körperteil, das Gefühl für die Bewegung kann verloren sein. Die Spastizität hält die Körperseite im Muster gefangen.

Eine zusätzliche Schwierigkeit bietet die Doppelstruktur des Gehirns, wobei das Gehirn so angelegt ist, daß für gewisse Leistungen eine Seite dominant zu sein scheint, für andere wiederum die Intaktheit und Verbundenheit beider Hälften nötig ist. Die Verarbeitung von Reizen aus zwei Körperhälften, je auf der gegenseitigen Hirnhälfte, und die gegenseitige Integration erfordern die Zusammenarbeit und Intaktheit des ganzen Gehirns. Bei der Hemiplegie kommt es nun zur Störung zwischen linksseitiger und rechtsseitiger Information, indem der Informationszufluß der einen Hirnhälfte nicht mehr der anderen entspricht. Der Mensch hat die für ihn typische Bilateralität verloren.

Schließlich kann es zu neuropsychologischen Störungen kommen, zu Störungen wie Apraxie, Agnosie, Amnesie und Aphasie.

Die Hemiplegie ist nach dem Bobath-Konzept eine Enthemmung und Entdifferenzierung zerebraler Leistungen und ein Verlust selektiver höher integrierter Leistung.

Für den Patienten bedeutet ein Schlaganfall: Die Integrität des Körpers ist verloren. Er bekommt verschiedene Informationen von beiden Seiten, er hat die Gewalt über eine Körperhälfte verloren, er hat Angst, auf die Seite zu fallen. Die Folge ist, daß er sich auf die gesunde Seite zurückzieht und damit zu kompensieren versucht.

Das Bobath-Konzept geht nun davon aus, daß die betroffene Seite dennoch zu gebrauchen ist.

Besonders in der Frühphase darf möglichst wenig Kompensation zugelassen werden und der Patient ist durch Einbeziehen der betroffenen Seite zur Bilateralität zurückzuführen. Die Grundlage des Konzepts ist: Das Gehirn ist ein Organ der Perzeption und Integration, es kann lebenslang lernen, und die Bewegung ist durch die Sensorik gesteuert (siehe oben). Das bedeutet für die Therapie nun, daß der betroffenen Seite möglichst viel Information zugeführt werden muß.

Alles muß getan werden, daß diese Seite gereizt wird, mit einbezogen wird und beachtet wird. Besteht ein Spasmus, muß der Patient in eine entspannte Stellung gebracht werden. Dies wird erreicht, indem er aus dem spastischen Muster befreit und sachgerecht gelagert wird.

D Die Behandlung nach dem Bobath-Konzept

Die Behandlung geht davon aus, daß es möglich ist, dem Patienten zur kontrollierten Bewegung zu verhelfen und ihn so von den pathologischen Symptomen der Hemiplegie, wie Spastizität, assoziierten Reaktionen und Massenbewegungen, zu befreien.

Die neurophysiologische Grundlage dazu ist der Versuch:

1 dem Hirn durch einen normalisierten Tonus und eine normalisierte Haltung eine möglichst normale Information über die betroffene Seite zu ermöglichen;

2 den Patient durch eine gegebene Ausgangsstellung sensibel für therapeutische Reize zu machen (Shunting-Regel von Magnus);

3 nach der sog. Weichenstellung durch Input, die Bildung neuer Funktionen in vorhandenen Zellen und Bildung von Synapsen (analog der kindlichen Entwicklung) zu erreichen.

Zusätzlich zum bisher Gesagten muß, um die Behandlung zu erklären, auf die Shunting-Regel von Magnus eingegangen werden. Sherrington hatte bei seinen Experimenten herausgefunden, daß ein- und derselbe Reiz genau gegenteilige Resultate hervorrufen kann. Kneift man z. B. in die Zehen des gestreckten Beines eines Frosches, erhält man eine totale Beugebewegung des Beines mit Abduktion. Ist das Bein jedoch anfangs gebeugt, so ergibt das Kneifen der Zehen das gegenteilige Ergebnis, nämlich Extension mit Adduktion des Beines.

Dieses Phänomen wird Umkehrreflex genannt. Die Erklärung dafür kommt von Uexkuell, der sagt, der Stimulus zieht gedehnte Muskelgruppen vor, während die kontrahierten und aktiv verkürzten Muskelgruppen in einem Zustand zentraler Hemmungen sind. Aus diesen Experimenten formulierte Magnus seine Shunting-Regel. Er erklärte, daß zu jedem Moment während einer Bewegung oder einer Haltungsänderung vom ZNS getreu die Körpermuskulatur widergespiegelt wird.

Anders ausgedrückt heißt dies, daß der Zustand der Körpermuskulatur während einer Bewegung dauernd die Verteilung von Erregungs- und Hemmungsvorgängen im ZNS beeinflußt. Die Körpermuskulatur, d. h. das propriozeptive System, bestimmt also die motorische Ausgabe, die Antwort, die vom ZNS ausströmt. Das heißt, die Reaktion auf einen Reiz wird beeinflußt von der Grundstellung des Körpers.

Nach Bobath hat man damit ein Mittel in der Hand, den motorischen Output von der Peripherie, d. h. von der sensorischen Seite her, zu beeinflussen und zu verändern. Indem die Therapeuten die Stellung von Körperteilen beim Bewegen des hemiplegischen Patienten ändern, können sie die Haltungsmuster ändern und hoffen so, den Reizfluß in die bestehenden Weichen zu lenken, d. h. an den synaptischen Ketten der spastischen Muster zu stoppen. Zusätzlich versuchen sie, ihn gleichzeitig in die Kanäle höher integrierter und komplexerer Muster normaler Koordination umzuleiten. Das heißt, die Spastizität wird reduziert, indem ihren Mustern hingegengearbeitet wird. Anders ausgedrückt: Wenn dem Körper eine möglichst normale Ausgangsstellung gegeben wird, kann der Patient, wenn er aktiv zu bewegen versucht, pathologische Muster umgehen (die Weichen sind richtig gestellt), und wenn man ihn passiv in einer normalen Ausgangsstellung bewegt, kann man ihm neu das Gefühl für eine normale Bewegung vermitteln und so von der sensorischen Seite her die Motorik positiv beeinflussen.

Die Grundlage jeder gezielten physiotherapeutischen Behandlung ist die Befundaufnahme. Diese Befundaufnahme beinhaltet als erstes das Beobachten des Patienten, seine Haltung - was kann er und wie tut er es. Es folgt eine Tonusprüfung, eine passive Bewegungsprüfung und die Prüfung von Gleichgewichtsreaktionen.

Die Behandlung wird von Frau Bobath in drei verschiedene Stadien eingeteilt. Im ersten Stadium, dem sog. pseudoschlaffen

Stadium, in dem der Patient noch bettllägerig ist, gilt es, den Tonus durch Stimulationsmaßnahmen aufzubauen und selektive Bewegungen zu aktivieren. Die spezielle Lagerung und Handhabung des Patienten (das sog. Handling) sind auch in diesem Stadium schon so gewählt, daß sie einer sich entwickelnden Spastizität entgegenwirken. Im zweiten, spastischen Stadium müssen reflexhemmende Bewegungskombinationen, reflexhemmende Bewegungsmuster einsetzen. Ziel ist die Tonusregulierung, wobei die Therapie nicht passiv sein darf. Im Zusammenspiel zwischen Therapeut und Patient muß der Patient immer mehr Kontrolle übernehmen. Dazu ist es nötig, zu wissen, wann der Patient seine Kontrolle verliert. Das Gebiet zwischen Kontrolle und Kontrollverlust ist das Gebiet, in dem der Patient sich bewegen muß, um etwas zu lernen.

In der Praxis geht man so vor, daß man den Patienten bis in die Schwierigkeitslage bringt, in der pathologische Symptome aufzutreten beginnen. Die Schwierigkeit kann durch die Lage des Patienten, die Stellung der Körperteile zueinander, die Stellung gegen die Schwerkraft, durch die Art der Bewegung und die Geschwindigkeit der Bewegung geändert werden.

Das Schwierige an diesem Vorgehen ist, daß es eine ganz genaue Beobachtungsgabe und die Fähigkeit erfordert, eine Bewegung in einzelne Teile zu zerlegen. Will man in der Behandlung den Gang des Patienten und auch den Gebrauch des Armes verbessern, müssen systematisch die spezifischen Patterns, die diesen Funktionen zugrunde liegen, vorbereitet werden. Dazu bedarf es einer sorgfältigen Analyse der abnormalen Synergien des Patienten sowohl in der Haltung als auch in der Bewegung. Die Therapeutin muß herausfinden, was die normale Funktion verhindert oder sie stört und welche Patterns, die der erwünschten Funktion

dienen, dem Patienten fehlen. Dies ist nur möglich, wenn gründliche Kenntnisse normaler Bewegungsabläufe vorhanden sind und wenn gewußt wird, welche Grundpatterns für spezifische Funktionen absolut notwendig sind. Nebst Hemmung von Spastizität, Bahnung von Bewegung müssen Gleichgewichtsreaktionen wie die Stützreaktion von Arm und Hand gebahnt und mit Hilfe von Gleichgewichtsverlagerung auf die befallene Seite stimuliert werden.

Im dritten Stadium, dem Stadium der Restsymptomatik, geht es um Koordinationsprobleme, um Verlust der Hemmungen und Kontrolle, speziell bei Angst, Aufregung und Anstrengung. Es geht nun darum, die erlernten Funktionen wieder zu automatisieren. Erst dann, wenn die Funktionsverbesserung wieder automatisiert ist, hat der Patient gelernt und kann sich bewegen, ohne zu denken.

Generelle Probleme bei Schlaganfallpatienten · Mobilität

Abkürzungen: F = Fernziel, N = Nahziel

Datum	Nr.	Probleme und Ressourcen des Patienten (was wurde festgestellt)	Datum	Nr.	Pflegeziele (was soll erreicht werden)	Datum	Nr.	Pflegeplan (was soll getan werden)
	1	Patient kann seine Lagerung im Bett nicht selbständig verändern			1.F größtmögliche Mobilität 2.F selbständige, spastikhemmende Lagerung			Lagerung nach Bobath mindestens zweistündlicher Wechsel, auch nachts bei Dekubitusgefahr
					1.N intakte Haut und Bequemlichkeit			(notwendige Abweichungen siehe individueller Plan)
		erreichte Nahziele werden als Ressource unter die Probleme geschrieben			2.N aktive Mithilfe des Patienten beim Handling (bis …)			zur aktiven Mithilfe anleiten a) passives Handling b) aktives Handling
	1.1	Patient braucht Hilfe beim Sitzen			F Freier Sitz in festem Stuhl ohne Hilfsmittel			
					1.N Sitz im Rollstuhl am Tisch (Deskarmlehne). Die Anwendung des Rollstuhltisches dient ausschließlich dem Schutz des Patienten bzw. zum Transport			zu jeder Mahlzeit im Stuhl am Tisch Füße fest auf dem Boden
	1.2	Patient kann nicht stehen, selbständiger Transfer ist nicht möglich			2.N Stuhl mit Seitenlehnen 3.N = F F selbständiger Transfer			Unterstützung der Sitzhaltung durch Kissen nach Absprache
					1.N passiver Transfer mit Aufrichten zum Stand			– passiver Transfer »schwenken«, passiver Transfer mit maximaler Hilfe von vorne und – Aufforderung zum Stand
					2.N Transfer mit festem Stand und Gewichtsverlagerung			Bärentanz
					3.N aktiver Transfer mit wenig Hilfe			aktiver Transfer mit Hilfe von der Seite

Generelle Probleme bei Schlaganfallpatienten · An- und Auskleiden

Abkürzungen: F = Fernziel, N = Nahziel

Datum	Nr.	Probleme und Ressourcen des Patienten (was wurde festgestellt)	Datum	Nr.	Pflegeziele (was soll erreicht werden)	Datum	Nr.	Pflegeplan (was soll getan werden)
	1	Patient braucht maximale Hilfe beim An- und Auskleiden			F Patient kleidet sich selbständig an und aus			Handling nach dem Bobath-Konzept gleiche Reihenfolge einhalten
					1.N Patient gewöhnt sich an das Handling beim An- und Auskleiden (bis …)			Unterkörper im Bett ankleiden (Handling Becken anheben!)
		erreichte Nahziele werden als Ressource unter die Probleme geschrieben						Oberkörper im festen Stuhl oder im Rollstuhl, je nach Mobilisationsgrad
					2.N Patient kleidet seinen Oberkörper mit Hilfe an und aus			Patient wählt Bekleidung selber aus, Kleider vor dem Pat. ausbreiten oder auf die betroffene Seite legen*
								Pflegeperson kleidet zuerst die betroffene Seite an
								Pflegeperson handelt von der betroffenen Seite oder von hinten den Patienten*
		Beginn und Vorgehensweise des **Anziehtrainings** richten sich nach den individuellen Problemen des Patienten. Nach Absprache im Team wird danach der Pflegeplan ergänzt und/oder verändert.						Pflegeperson nimmt Gewicht vom betroffenen Arm ab und schützt die betroffene Schulter
					3.N Patient kleidet seinen Oberkörper und Unterkörper mit Hilfe an und aus			**Anziehtraining** durch Fachpersonal; danach Anweisung für das weitere Vorgehen, besonders für das An- und Auskleiden von Hose, Strümpfe und Schuhe
		Fachpersonal = Ergotherapeutin und/oder Fachkrankenschwester/ Fachaltenpflegerin für Klinische Geriatrie und Rehabilitation			4.N Patient kleidet sich mit wenig Hilfe an und aus			Patient holt – wenn möglich – Kleidungsstücke selbst aus dem Schrank
								Pflegeperson sorgt für Sicherheit und gibt bei Bedarf Hilfe

* (abhängig von motorischen und/oder neuropsychologischen Defiziten)

Generelle Probleme bei Schlaganfallpatienten · Körperpflege (Seite 1)

Abkürzungen : F = Fernziel, N = Nahziel

Datum	Nr.	Probleme und Ressourcen des Patienten (was wurde festgestellt)	Datum	Nr.	Pflegeziele (was soll erreicht werden)	Datum	Nr.	Pflegeplan (was soll getan werden)
					1.F selbständige Körperpflege			
	1	Patient braucht maximale Hilfe			1.N Patient wäscht sein Gesicht, putzt			Waschutensilien bereitstellen
		bei der Körperpflege			die Zähne, spült den Mund (bis …)			Langsitz im Bett
								Handling nach Bobath siehe
		erreichte Nahziele werden						Mobilisation
		als Ressource unter			2.N Patient wäscht Brust und Bauch			Patient so weit wie möglich in die
		die Probleme geschrieben			und den betroffenen Arm im Bett			Handlung einbeziehen, dazu
					oder am Waschbecken			verbal auffordern oder führen
		Patient braucht Hilfe			3.N Patient wäscht seinen Oberkörper			Unterkörper wird im Bett gewaschen
		bei der Körperpflege			mit wenig Hilfe am Waschbecken			Oberkörper am Waschbecken –
								Sitz im Wasch- oder Rollstuhl,
								je nach Mobilisationsgrad
								Waschtraining durch Fachpersonal
					4.N Patient wäscht den Genitalbereich			Sitz im Waschstuhl am Wasch-
					mit Unterstützung am			becken:
		Beginn und Vorgehensweise des			Waschbecken			a) Patient steht am Waschbecken,
		Waschtrainings richten sich nach						Pflegeperson wäscht
		den individuellen Problemen des						den Genitalbereich oder
		Patienten. Nach Absprache im						b) Pflegeperson sichert den Stand
		Team wird danach der Pflegeplan						und der Patient wäscht sich
		ergänzt und/oder verändert.						den Genitalbereich

Datum	Nr.	Probleme und Ressourcen des Patienten (was wurde festgestellt)	Datum	Nr.	Pflegeziele (was soll erreicht werden)	Datum	Nr.	Pflegeplan (was soll getan werden)
		Fachpersonal = Ergotherapeutin und/oder Fachkrankenschwester/Fachaltenpflegerin für Klinische Geriatrie und Rehabilitation			5.N Patient wäscht sich Oberkörper und Unterkörper selbständig			Sitz im Waschstuhl* am Waschbecken, Pflegeperson sorgt für Sicherheit und gibt bei Bedarf Hilfe (bei Verordnung von Antithrombosestrümpfen wird die untere Extremität im Bett gewaschen)
					6.N Patient übernimmt die Körperpflege selbst. einschl. Bereitstellen der Waschutensilien			Pflegeperson sorgt für sicheren Ablauf

* (höhenverstellbar, abwaschbar)

Generelle Probleme bei Schlaganfallpatienten · Körperpflege (Seite 2) – Duschen   Anhang: Pflegepläne

Abkürzungen : F = Fernziel, N = Nahziel

Datum	Nr.	Probleme und Ressourcen des Patienten (was wurde festgestellt)	Datum	Nr.	Pflegeziele (was soll erreicht werden)	Datum	Nr.	Pflegeplan (was soll getan werden)
		Zu welchem Zeitpunkt mit der Körperpflege im Duschraum begonnen werden kann, muß individuell entschieden werden			siehe Körperpflege, Seite 1			Wichtig: Beim Transfer des Patienten im Duschraum für Sicherheit sorgen! Z. B. Schuhe anziehen, Fußboden trocknen
		Z. B. könnte begonnen werden:			3.N Patient wäscht seinen Oberkörper mit wenig Hilfe in der Dusche			– Patient sitzt im Waschstuhl unter der Dusche – Pflegeperson stellt Wassertemperatur ein, unterstützt nach Bedarf und wäscht Gesäß und untere Extremität
		erreichte Nahziele werden als Ressource unter die Probleme geschrieben			Patient wäscht sich seinen Oberkörper und Unterkörper mit wenig Hilfe			– Patient sitzt im Waschstuhl oder steht unter der Dusche – Pflegeperson sorgt für Sicherheit und gibt bei Bedarf Hilfe*
		selbständiger Transfer ist nicht möglich			Patient duscht sich selbständig und stellt Waschutensilien bereit			– Pflegeperson sorgt für sicheren Ablauf

* bei Verordnung von Antithrombosestrümpfen muß der Patient nach dem Duschen zunächst liegen